Todo lo

que necesita saber

para ser

Auxiliar de enfermería

en Nefrología

MARTIN STERLING

Índice

« *En el servicio de nefrología, cada gesto cuenta: cuidar el cuerpo del paciente significa también tranquilizar su mente ante la complejidad de la enfermedad renal.* »

Introducción

La importancia del celador de nefrología

- El **papel clave del auxiliar** de cuidados **en el proceso asistencial**: Comprender el papel del auxiliar de cuidados en un equipo multidisciplinar.

El asistente sanitario ocupa una posición central dentro del equipo multidisciplinar de nefrología, proporcionando un vínculo directo y continuo entre el paciente, los demás miembros del equipo sanitario y todos los profesionales sanitarios implicados en la atención del paciente. Su papel va mucho más allá de la mera realización de tareas técnicas, ya que es el primero en observar, escuchar y responder a las necesidades inmediatas del paciente, a menudo antes de que intervengan los médicos o el personal de enfermería.

En el día a día, los cuidadores trabajan en estrecha colaboración con enfermeros, médicos, dietistas, fisioterapeutas y a veces incluso psicólogos. Cada uno de estos profesionales aporta conocimientos específicos, pero el auxiliar de enfermería encarna la continuidad de los cuidados. Son ellos quienes velan por que las prescripciones y recomendaciones de estos diferentes actores se apliquen en el momento en que el paciente las necesita, garantizando así la coherencia de los cuidados dispensados. Se convierten en los ojos y los oídos del equipo asistencial, porque están presentes en los momentos más íntimos y vulnerables del paciente, ya sea el aseo, la alimentación o el tratamiento del dolor.

El auxiliar de enfermería suele estar en primera línea a la hora de detectar cambios sutiles en el estado de salud del paciente, ya sea una variación de la diuresis, una alteración del estado de ánimo o la aparición de signos clínicos sugestivos de una complicación. Esta proximidad permite alertar rápidamente al personal de enfermería o a los médicos, lo que facilita una intervención precoz y adecuada. Esta comunicación fluida y permanente es una de las claves del éxito de un equipo multidisciplinar, ya que evita rupturas en la cadena asistencial.

Además, el auxiliar de enfermería desempeña un papel fundamental en el aspecto humano de los cuidados, a menudo donde priman los aspectos técnicos y los tratamientos. En un

16

servicio de nefrología, donde los pacientes se enfrentan a menudo a tratamientos pesados y repetitivos como la diálisis, son una presencia tranquilizadora y calmante. Apoyan a los pacientes en la gestión de sus actividades cotidianas, pero también en su viaje emocional, apoyándoles frente a la ansiedad asociada a la enfermedad crónica y proporcionándoles un oído atento. Esta dimensión relacional es esencial, ya que ayuda a mantener un equilibrio psicológico crucial en situaciones que pueden ser difíciles tanto para el paciente como para sus seres queridos.

Por último, en un entorno tan complejo como la nefrología, el auxiliar de enfermería es también un pilar en la prevención de complicaciones. Ya se trate de garantizar una higiene rigurosa para prevenir las infecciones en los pacientes en diálisis o de controlar dietas específicas, el auxiliar de enfermería vela por que se sigan los protocolos y se apliquen las recomendaciones dietéticas o terapéuticas. De este modo, desempeñan un papel activo en la eficacia general de los cuidados prestados.

El auxiliar de enfermería, con su papel polifacético, encarna verdaderamente el cemento que mantiene la armonía y la eficacia de un equipo de nefrología multidisciplinar. Su pericia, humanidad y capacidad para trabajar en sinergia con todos los profesionales lo convierten en un actor indispensable en el cuidado holístico de los pacientes renales.

- **¿Por qué elegir nefrología?** Las características específicas de esta especialidad y los retos que plantea.

La nefrología es una especialidad médica única, ya que se ocupa de las enfermedades renales, que afectan a un órgano esencial que a menudo se descuida en la conciencia pública. El riñón desempeña un papel fundamental en el equilibrio del organismo mediante la eliminación de residuos, la regulación del agua y los electrolitos y la gestión del equilibrio ácido-base. Cuando los riñones dejan de funcionar correctamente, las consecuencias para el organismo son numerosas y complejas, y afectan a casi todos los sistemas. Esta realidad confiere a la nefrología una

17

especificidad exigente: no sólo es una medicina de regulación, sino que requiere un enfoque sistémico, que tenga en cuenta todo el organismo y sus interacciones.

Uno de los primeros retos de la nefrología es la diversidad de patologías que abarca. Las enfermedades renales pueden ser agudas, como la insuficiencia renal aguda, que aparece de repente, o crónicas, como la insuficiencia renal crónica, que progresa lenta pero inexorablemente. Además, la insuficiencia renal suele ir asociada a otras patologías como la hipertensión arterial, la diabetes o las enfermedades cardiovasculares, lo que complica aún más su tratamiento. El auxiliar de enfermería, como el resto del equipo, no sólo debe comprender estas interacciones, sino también ser capaz de identificar los signos precoces de estas patologías complejas, porque la insuficiencia renal suele desarrollarse de forma insidiosa, con síntomas discretos.

Otro reto es la pesada carga del tratamiento. Los pacientes con insuficiencia renal crónica se enfrentan a menudo a tratamientos pesados, como la diálisis, que es a la vez vital y restrictiva. La hemodiálisis, por ejemplo, requiere varias sesiones a la semana de varias horas de duración, lo que tiene un gran impacto en la calidad de vida de los pacientes. La diálisis peritoneal, por su parte, aunque se realiza en casa, exige un gran rigor en los cuidados personales para evitar infecciones. Los pacientes pueden sentirse agotados por estos tratamientos repetitivos, y es aquí donde el aspecto relacional de los cuidados se vuelve crucial. Al trabajar en estrecha colaboración con los pacientes, el auxiliar de enfermería tiene que apoyarlos en estos momentos difíciles, no sólo físicamente, sino también mentalmente. Este apoyo es esencial para mantener la moral y la adherencia al tratamiento, que es vital en el tratamiento a largo plazo de la enfermedad renal.

La gestión de los trasplantes de riñón es también un área especial de la nefrología, con sus propios retos. Aunque el trasplante de riñón suele considerarse una "solución" ideal para los pacientes con enfermedad renal terminal, no deja de ser un procedimiento complejo, que implica un seguimiento riguroso y un tratamiento inmunosupresor intenso. Los pacientes trasplantados deben ser vigilados de cerca para detectar cualquier signo de rechazo o infección, lo que exige una vigilancia constante por parte de todo el equipo asistencial. El celador desempeña un papel fundamental en este seguimiento diario, ya que vigila el estado general del paciente e informa rápidamente de cualquier signo de deterioro.

Además, la nefrología suele ser una especialidad de larga duración. La enfermedad renal crónica requiere un seguimiento a largo plazo, a veces durante décadas, lo que crea una relación muy especial entre el paciente y el equipo sanitario. Esta estrecha relación es a la vez una ventaja y un reto. Para el cuidador, se trata de mantener una atención constante y no caer en la rutina, a pesar de la repetición de los cuidados. También hay que saber gestionar el cansancio emocional, tanto propio como del paciente, ante la evolución a veces lenta e inexorable de la enfermedad. Esta dimensión psicológica es a menudo tan importante como la gestión de los aspectos técnicos de los cuidados, porque la depresión y la ansiedad son reacciones frecuentes en los pacientes nefrológicos.

Por último, la nefrología es una especialidad que se enfrenta a grandes desigualdades. La enfermedad renal crónica suele estar vinculada a factores sociales, en particular la diabetes y la hipertensión, que son más frecuentes en las poblaciones desfavorecidas. Esto plantea retos adicionales en términos de prevención y educación terapéutica, ya que no se trata sólo de proporcionar tratamiento, sino también de concienciar y apoyar a los pacientes, que a menudo carecen de los medios o los conocimientos necesarios para adoptar los cambios de estilo de vida necesarios. Los cuidadores desempeñan aquí un papel fundamental, proporcionando apoyo y educación a nivel local para ayudar a los pacientes a comprender mejor su enfermedad y tomar las riendas de su propia salud.

- **Cualidades humanas y profesionales requeridas**: empatía, minuciosidad, paciencia y resistencia física.

El trabajo de auxiliar de nefrología requiere un conjunto de cualidades humanas y profesionales que van mucho más allá de las aptitudes técnicas. Entre ellas se encuentran la empatía, el rigor, la paciencia y la resistencia física, todas ellas esenciales para afrontar los retos diarios del departamento.

La empatía es sin duda la cualidad más fundamental en esta especialidad. Los pacientes de nefrología se enfrentan a menudo a enfermedades crónicas graves que alteran su vida cotidiana y afectan profundamente a su estado de ánimo. Tanto si el paciente está en diálisis, esperando un trasplante o al final de su vida, cada interacción con el asistente sanitario está teñida de vulnerabilidad. La empatía permite al cuidador conectar con el paciente, comprender su sufrimiento más allá de los síntomas visibles y adaptar los cuidados a sus necesidades emocionales. A veces, un simple gesto de consuelo o una escucha atenta pueden aligerar la carga psicológica que el paciente lleva en silencio. En un entorno tan exigente como la nefrología, donde los tratamientos suelen ser largos y los resultados inciertos, la empatía ayuda a humanizar la asistencia y a crear un vínculo de confianza esencial para la calidad de los cuidados.

Sin embargo, esta empatía no puede ser eficaz sin un rigor profesional irreprochable. La nefrología es una especialidad en la que los cuidados precisos son vitales. Cada tarea, por sencilla que parezca, debe realizarse con la máxima atención. Ya se trate de tomar las constantes vitales, administrar dietas específicas o controlar a un paciente en diálisis, nada puede dejarse al azar. El rigor también es evidente en la transmisión de información al equipo asistencial. Por su proximidad a los pacientes, los celadores son a menudo quienes observan los primeros signos de complicaciones, infecciones o deterioro de la salud. Las observaciones descuidadas o mal comunicadas pueden tener graves consecuencias. De este modo, el rigor se convierte en una forma de responsabilidad colectiva, porque garantiza que cada miembro del equipo disponga de la información que necesita para actuar en el momento y de la forma adecuados.

La paciencia, por su parte, es una virtud cotidiana en este contexto. Los pacientes de nefrología, especialmente los que padecen insuficiencia renal crónica, viven a menudo momentos de intensa frustración. El proceso de tratamiento es largo, repetitivo y a veces desalentador. Las sesiones de diálisis, las estrictas restricciones dietéticas y la fatiga crónica pueden resultar agotadoras emocional y físicamente. Los pacientes pueden volverse irritables, ansiosos o incluso resignarse. En esos momentos, la paciencia del asistente se pone a prueba. Debe ser capaz de responder con calma a situaciones tensas, repetir las mismas explicaciones y apoyar al paciente sin dejarse afectar por las emociones negativas que puedan surgir. La paciencia no sólo consiste en escuchar, sino también en la continuidad de los cuidados. Hay que aceptar que los progresos suelen ser lentos y que la remisión, cuando es posible, lleva su tiempo.

Por último, la resistencia física es un aspecto que a menudo se subestima, pero que es crucial para un celador de nefrología. Se trata de un trabajo físicamente exigente, que implica largas horas de pie, mucho movimiento y un esfuerzo físico regular, como trasladar a pacientes encamados o que están perdiendo su independencia. En un departamento en el que los pacientes suelen estar débiles, es necesario ayudarles con frecuencia a desplazarse, ya sea instalándoles para la diálisis, movilizándoles para evitar las escaras o acompañándoles en sus cuidados higiénicos diarios. Esta repetición del esfuerzo físico, combinada con los horarios de trabajo, a menudo escalonados o prolongados, requiere una buena condición física y una gran resistencia. Sin embargo, esta resistencia física va más allá de la mera fuerza. También tiene que ver con la fortaleza mental, porque los auxiliares asistenciales tienen que ser capaces de mantener la concentración y la eficacia incluso en periodos de intenso cansancio o después de jornadas agotadoras. Para ello hay que saber conservarse, gestionar la propia energía y mantener un equilibrio entre la vida profesional y la personal.

Capítulo 1

La nefrología en síntesis: conocer el riñón y sus funciones

- **Anatomía y fisiología del riñón**: Conceptos esenciales de filtración glomerular, reabsorción y secreción tubular.

La filtración glomerular, la reabsorción y la secreción tubular son procesos fundamentales que permiten a los riñones mantener el equilibrio interno del organismo gestionando la eliminación de residuos y regulando el volumen y la composición de los líquidos corporales. Comprender estos mecanismos es esencial para entender el papel central del riñón en la fisiología humana y las consecuencias que las enfermedades renales pueden tener en el resto del organismo.

Filtración glomerular: la primera etapa en el tratamiento de la sangre

El proceso de filtración glomerular tiene lugar en los glomérulos, diminutas estructuras vasculares situadas en la corteza renal. Cada riñón contiene alrededor de un millón de nefronas, la unidad funcional del riñón, y cada nefrona comienza con un glomérulo. El glomérulo está formado por una red de capilares envueltos por una estructura denominada cápsula de Bowman. La función de esta estructura es filtrar la sangre que entra en los riñones a través de las arterias renales.

Bajo el efecto de la presión sanguínea, el plasma que contiene agua, electrolitos, moléculas pequeñas (glucosa, aminoácidos, etc.) y productos de desecho metabólicos, como la urea y la creatinina, es empujado a través de la pared de los capilares glomerulares hacia la cápsula de Bowman. Este líquido filtrado, llamado ultrafiltrado, se parece al plasma, pero sin las proteínas grandes ni las células sanguíneas, que son demasiado voluminosas para atravesar la barrera de filtración. Por término medio, los riñones filtran unos 180 litros de sangre al día, produciendo un gran volumen de ultrafiltrado, que se modifica en etapas posteriores.

Reabsorción tubular: conservar lo esencial

Tras la filtración glomerular, el ultrafiltrado entra en el túbulo renal, donde sufre complejas modificaciones. El túbulo renal se divide en varios segmentos, cada uno de los cuales desempeña una función específica: el túbulo contorneado proximal, el asa de Henle, el túbulo contorneado distal y, por último, el tubo colector. La reabsorción tubular es un proceso clave en esta etapa, ya que recupera las sustancias útiles que han sido filtradas por el glomérulo y las devuelve a la sangre. De hecho, aunque se filtran 180 litros de líquido al día, sólo se excretan de 1 a 2 litros de orina, lo que demuestra la eficacia de la reabsorción.

En el túbulo contorneado proximal se reabsorbe alrededor del 65% del agua filtrada y los electrolitos (como el sodio y el potasio), así como el 100% de la glucosa y los aminoácidos. Este proceso está finamente regulado por mecanismos de transporte activos y pasivos que garantizan que sólo se reabsorban las cantidades necesarias. Por ejemplo, las bombas de sodio permiten reabsorber el sodio de forma activa, mientras que el agua lo hace de forma pasiva por ósmosis. Este segmento del túbulo también es responsable de la reabsorción de bicarbonatos, que desempeñan un papel crucial en la regulación del equilibrio ácido-base del organismo.

El asa de Henle desempeña entonces un papel específico en la concentración de la orina. En la parte descendente del asa se sigue reabsorbiendo agua, mientras que la parte ascendente es impermeable al agua pero reabsorbe activamente sodio y cloro. Este mecanismo crea un gradiente osmótico que permite reabsorber aún más agua en los segmentos más distales, sobre todo bajo la influencia de la hormona antidiurética (ADH), que contribuye a mantener el equilibrio hídrico del organismo.

Secreción tubular: eliminación de sustancias indeseables

Mientras que la reabsorción recupera los elementos útiles, la secreción tubular elimina activamente las sustancias indeseables que no han sido filtradas eficazmente por el glomérulo. Este proceso se produce principalmente en el túbulo contorneado distal y en el tubo colector. Se trata de iones como el potasio, el hidrógeno o el amonio, así como de productos de desecho metabólicos o fármacos que deben excretarse por la orina.

La secreción de protones (iones H+) en el túbulo distal desempeña un papel fundamental en la regulación del equilibrio ácido-base del organismo. Al reabsorber bicarbonato y secretar protones, el riñón contribuye a mantener estable el pH sanguíneo. Además, la secreción de potasio es un mecanismo crucial para evitar la hiperpotasemia, un estado potencialmente peligroso que puede afectar a la actividad cardiaca.

Un equilibrio dinámico y regulado

La interacción entre estos tres procesos -filtración glomerular, reabsorción tubular y secreción tubular- permite a los riñones regular con precisión la composición de la sangre y los líquidos corporales. En estos mecanismos influyen diversos factores, como la presión arterial, el volumen sanguíneo, la actividad hormonal)como la aldosterona y la ADH) y la concentración de electrolitos. Cuando estos procesos funcionan armoniosamente, se mantiene el equilibrio hídrico, electrolítico y ácido-base del organismo.

Sin embargo, cuando la función renal está deteriorada, por ejemplo en la insuficiencia renal crónica, estos mecanismos se vuelven ineficaces. La incapacidad para filtrar correctamente la sangre provoca una acumulación de productos de desecho y desequilibrios electrolíticos, como hiperpotasemia o acidosis metabólica, que pueden volverse rápidamente peligrosos para el organismo.

- **Las principales enfermedades renales**: insuficiencia renal, nefropatía glomerular, litiasis renal.

La insuficiencia renal, la nefropatía glomerular y la litiasis renal son tres categorías principales de enfermedad renal, cada una con mecanismos, síntomas e impacto en el organismo diferentes, pero todas ellas representan importantes retos clínicos. Estas afecciones afectan al riñón de formas específicas, comprometiendo su capacidad para mantener el equilibrio interno del organismo y garantizar la eliminación de los productos de desecho. Comprender estas patologías no sólo nos permite entender las complicaciones que causan, sino también explorar los cuidados y tratamientos adecuados a cada caso.

Insuficiencia renal: disfunción progresiva o repentina

La insuficiencia renal, ya sea aguda o crónica, es una disfunción de los riñones que les impide filtrar correctamente la sangre y excretar los productos de desecho metabólicos. Esta disfunción puede ser progresiva o producirse repentinamente.

La insuficiencia renal aguda (IRA) es un trastorno súbito en el que los riñones pierden rápidamente su capacidad para filtrar los productos de desecho y mantener el equilibrio de líquidos y electrolitos. Puede estar causada por una caída repentina del flujo sanguíneo a los riñones (como en el shock hemodinámico), por toxicidad renal debida a fármacos o toxinas, o por obstrucción de las vías urinarias. En este tipo de insuficiencia, la intervención rápida es crucial para evitar daños irreversibles. El tratamiento se centra en corregir la causa subyacente y apoyar a los riñones durante la fase crítica.

La enfermedad renal crónica (ERC), por su parte, es un deterioro progresivo e irreversible de la función renal, a menudo debido a enfermedades como la diabetes o la hipertensión. Este proceso puede durar varios años antes de que se manifiesten los síntomas, ya que los riñones tienen una considerable capacidad de adaptación. Sin embargo, una vez que la función renal disminuye significativamente, los productos de desecho metabólicos como la urea y la creatinina se acumulan en la sangre, provocando síntomas como fatiga, edemas y trastornos electrolíticos. En una fase avanzada, los pacientes con ERC requieren diálisis o un trasplante renal para sustituir la función perdida de sus riñones. El principal objetivo del tratamiento de la ERC es ralentizar la progresión de la enfermedad controlando factores de riesgo como la presión arterial y los niveles de azúcar en sangre.

Nefropatía glomerular: daño directo a los filtros renales

La nefropatía glomerular hace referencia a un grupo de enfermedades que afectan a los glomérulos, las unidades de filtración de los riñones. Estas enfermedades suelen ser autoinmunes o inflamatorias, lo que provoca daños en las estructuras glomerulares y, en consecuencia, una filtración deficiente de la sangre. Como consecuencia de este daño, las proteínas, la sangre o los productos de desecho pueden excretarse en exceso por la orina o permanecer en la sangre, alterando el equilibrio interno del organismo.

El síndrome nefrótico es una de las manifestaciones clínicas frecuentes de la enfermedad renal glomerular. Se caracteriza por una pérdida masiva de proteínas en la orina (proteinuria), lo que provoca hipoproteinemia (descenso de los niveles de proteínas en sangre) y edemas graves, sobre todo en las extremidades inferiores y la cara. Esta pérdida de proteínas afecta al equilibrio osmótico y provoca retención de agua en los tejidos. Este síndrome puede estar causado por enfermedades autoinmunes como el lupus, o por afecciones específicas como la glomerulonefritis segmentaria y focal.

El síndrome nefrítico, otro tipo de nefropatía glomerular, suele ser el resultado de una inflamación aguda de los glomérulos. Se manifiesta por hematuria (sangre en la orina), hipertensión arterial, retención de líquidos y un deterioro moderado de la función renal. Esta inflamación puede deberse a infecciones, enfermedades autoinmunes o reacciones inmunológicas

28

postinfecciosas. En estos casos, el tratamiento pretende reducir la inflamación, controlar los síntomas asociados y evitar la progresión a insuficiencia renal crónica.

Aunque las nefropatías glomerulares suelen ser difíciles de diagnosticar, representan un campo clave en nefrología por sus implicaciones a largo plazo para la función renal. Su tratamiento suele basarse en inmunosupresores o corticosteroides para limitar la respuesta inflamatoria y preservar la función glomerular.

Cálculos renales: dolorosos pero manejables

Los cálculos renales son depósitos minerales duros que se forman en los riñones a partir de sustancias presentes en la orina, como calcio, oxalato o ácido úrico. Los cálculos renales varían en tamaño y composición, y cuando migran a las vías urinarias pueden causar un dolor intenso conocido como cólico renal.

La formación de cálculos renales suele verse favorecida por una concentración elevada de determinadas sustancias en la orina, la deshidratación o anomalías metabólicas. Los cálculos pueden obstruir las vías urinarias, provocando la distensión de las estructuras renales situadas aguas arriba de la obstrucción y desencadenando un dolor violento. Este dolor puede ir acompañado de náuseas, vómitos y, a veces, hematuria. Según el tamaño y la localización del cálculo, el tratamiento puede variar. Los cálculos pequeños suelen expulsarse de forma natural a través de la orina, con una buena hidratación y analgésicos para aliviar el dolor. En cambio, los cálculos más grandes pueden requerir intervención médica, como la litotricia extracorpórea (que consiste en romper el cálculo en fragmentos más pequeños mediante ondas de choque) o, en casos más graves, cirugía.

La prevención de los cálculos renales se basa principalmente en una hidratación abundante para diluir las concentraciones de minerales en la orina, así como en ajustes dietéticos, como reducir la ingesta de sodio y oxalato, según la naturaleza del cálculo. También pueden recetarse medicamentos para reducir el riesgo de recurrencia, sobre todo en personas con antecedentes de cálculos múltiples.

- **El impacto de la enfermedad renal en el organismo**: hipertensión, desequilibrio electrolítico, anemia.

La hipertensión, los desequilibrios electrolíticos y la anemia son tres complicaciones importantes que suelen acompañar a la enfermedad renal, ya sea aguda o crónica. Aunque aparentemente distintos, estos trastornos están íntimamente ligados a la función renal. Cuando los riñones dejan de funcionar correctamente, se ve comprometida su capacidad para regular la presión arterial, equilibrar los electrolitos y estimular la producción de glóbulos rojos. Estos tres trastornos representan retos clínicos cruciales, ya que cada uno de ellos puede agravar la insuficiencia renal y comprometer otros órganos vitales, especialmente el corazón y el sistema circulatorio.

Hipertensión: un círculo vicioso con la enfermedad renal

La presión arterial alta (hipertensión) no sólo es una de las principales causas de enfermedad renal, sino también una de sus complicaciones más frecuentes. Los riñones desempeñan un papel clave en la regulación de la presión arterial, ajustando el volumen de líquido en el organismo y liberando hormonas, como la renina, que influyen en la constricción de los vasos sanguíneos. Cuando se deteriora la función renal, este delicado equilibrio se ve alterado y la tensión arterial puede aumentar de forma incontrolada.

La propia hipertensión puede causar daños progresivos en los vasos sanguíneos de los riñones, un fenómeno conocido como nefroangiosclerosis, que empeora aún más la función renal. Es un círculo vicioso: la enfermedad renal conduce a la hipertensión, y la hipertensión acelera el deterioro renal. A medida que los riñones pierden su capacidad de filtrar la sangre con eficacia, aumenta la retención de agua y sal, lo que provoca un aumento del volumen sanguíneo y una presión adicional sobre las paredes arteriales. Esto hace que la hipertensión sea una complicación difícil de tratar, que a menudo requiere varios medicamentos para controlarla.

Los pacientes con insuficiencia renal crónica deben ser vigilados de cerca para evitar un aumento excesivo de la presión arterial, que podría dañar no sólo los riñones sino también el corazón, aumentando el riesgo de ictus o insuficiencia cardiaca. El tratamiento de la hipertensión en nefrología suele consistir en una combinación de diuréticos, que reducen el volumen de líquidos, e inhibidores del sistema renina-angiotensina, que reducen la presión en los glomérulos renales.

Desequilibrio electrolítico: una amenaza para la homeostasis

Los riñones desempeñan un papel fundamental en la regulación de los electrolitos, como el sodio, el potasio, el calcio y el fósforo, que son esenciales para el equilibrio hídrico, la función nerviosa y muscular y muchos procesos metabólicos. Cuando los riñones resultan dañados, su capacidad para mantener este equilibrio se ve comprometida, lo que provoca desequilibrios electrolíticos que pueden tener graves consecuencias para el organismo.

La hiperpotasemia, o aumento de los niveles de potasio en la sangre, es uno de los desequilibrios electrolíticos más preocupantes en los pacientes con insuficiencia renal. Normalmente, el potasio es excretado por los riñones, pero en la insuficiencia renal esta excreción se reduce, lo que conduce a una acumulación progresiva de potasio en la sangre. La hiperpotasemia es especialmente peligrosa, ya que puede provocar arritmias cardiacas potencialmente mortales. Por ello, los pacientes con insuficiencia renal deben seguir dietas restringidas en potasio, evitar determinados fármacos (como los antiinflamatorios no esteroideos) y someterse a controles periódicos mediante análisis de sangre.

La hipocalcemia, o niveles bajos de calcio, y la hiperfosfatemia, o exceso de fósforo, también son frecuentes en pacientes con enfermedad renal crónica. Esto se debe a la incapacidad de los riñones para activar la vitamina D, necesaria para la absorción del calcio en el intestino, y para excretar correctamente el fósforo. Estos desequilibrios pueden repercutir en el metabolismo óseo, provocando osteodistrofia renal, que debilita los huesos y aumenta el riesgo de fracturas. Los tratamientos para estos desequilibrios incluyen suplementos de calcio, captores de fósforo y formas activas de vitamina D para restablecer el equilibrio mineral y prevenir complicaciones a largo plazo.

Anemia: una consecuencia silenciosa pero debilitante

La anemia es una complicación frecuente de la insuficiencia renal, sobre todo en fases avanzadas. Además de su función de filtrar los productos de desecho y regular los electrolitos, los riñones también son responsables de producir eritropoyetina (EPO), una hormona que estimula la producción de glóbulos rojos en la médula ósea. A medida que disminuye la función renal, disminuye la producción de EPO, lo que provoca un descenso del número de glóbulos rojos en la sangre y, en consecuencia, una reducción de la capacidad de la sangre para transportar oxígeno a los tejidos.

La anemia en pacientes con insuficiencia renal crónica suele manifestarse con fatiga intensa, dificultad para respirar, mareos y menor capacidad para realizar las actividades cotidianas. También contribuye al empeoramiento de la enfermedad cardiovascular, al obligar al corazón a trabajar más para compensar la falta de oxígeno, lo que puede provocar hipertrofia cardiaca y aumentar el riesgo de insuficiencia cardiaca.

La base del tratamiento de la anemia renal es la administración de agentes estimulantes de la eritropoyesis (AEE), que sustituyen la función de la EPO, y de suplementos de hierro, ya que la deficiencia de hierro puede exacerbar la anemia en estos pacientes. También es esencial controlar periódicamente los niveles de hemoglobina para ajustar el tratamiento, ya que corregir la anemia demasiado rápido o en exceso también puede tener efectos adversos.

Un equilibrio frágil: interdependencia de las complicaciones

Estas tres complicaciones -hipertensión, desequilibrios electrolíticos y anemia- no son fenómenos aislados. Interactúan entre sí, a menudo exacerbando sus efectos negativos. Por ejemplo, la hipertensión agrava la insuficiencia renal, lo que intensifica los desequilibrios electrolíticos, mientras que la anemia y la hiperpotasemia aumentan los riesgos cardíacos asociados a la hipertensión. Estas interconexiones convierten el tratamiento de la enfermedad renal en un complejo ejercicio de reequilibrio constante.

Capítulo 2

El día a día de un celador de nefrología

- **Primeros pasos en el departamento**: Familiarizarse con la organización y las características específicas del departamento.

Familiarizarse con la organización y las particularidades de un servicio de nefrología es un paso crucial para cualquier recién llegado, ya sea auxiliar sanitario o cualquier otro miembro del personal de enfermería. El servicio de nefrología presenta unas características únicas debido a las necesidades específicas de los pacientes con enfermedad renal crónica o aguda, así como a la naturaleza altamente técnica y rigurosa de los cuidados prestados. Comprender la organización del departamento y sus características específicas no sólo le permitirá integrarse rápidamente, sino también contribuir eficazmente a una atención óptima de los pacientes, respetando los protocolos y trabajando en sinergia con el equipo multidisciplinar.

Una organización estructurada en torno a la atención integral del paciente renal

El servicio de nefrología suele estar organizado en varias unidades o sectores, cada uno de los cuales responde a necesidades específicas de los pacientes. En general, hay una unidad de hospitalización para pacientes con insuficiencia renal aguda o complicaciones graves, un sector dedicado a la diálisis (hemodiálisis y diálisis peritoneal) y un departamento ambulatorio para consultas periódicas y gestión de pacientes con enfermedad renal crónica. Cada sector funciona de forma interconectada, ya que los pacientes pueden tener que pasar de una unidad a otra a lo largo de su tratamiento, en función de la evolución de su estado de salud.

Una de las principales especificidades de este servicio es el carácter repetitivo de la asistencia a determinados pacientes, en particular los sometidos a diálisis. Las sesiones de hemodiálisis, por ejemplo, tienen lugar varias veces por semana y duran varias horas. Esta regularidad de los cuidados implica una organización bien afinada, con franjas horarias fijas, protocolos estrictos de preparación de los equipos de diálisis y un seguimiento continuo de los pacientes durante el tratamiento. Familiarizarse con esta rutina es esencial para el asistente de cuidados, ya que cada etapa debe observarse meticulosamente para garantizar que las sesiones se desarrollen sin problemas y evitar complicaciones.

Atención multidisciplinar y coordinada

Una de las características más destacadas del departamento de nefrología es la importancia del trabajo en equipo multidisciplinar. El cuidado de los enfermos renales no se limita a la gestión de sus riñones insuficientes, sino que abarca una visión holística de su salud. Auxiliares de enfermería, enfermeros, nefrólogos, dietistas, psicólogos, fisioterapeutas y otros profesionales de la salud colaboran estrechamente para proporcionar una atención integral que tenga en cuenta las numerosas comorbilidades asociadas a la enfermedad renal.

El auxiliar de enfermería desempeña un papel clave en esta organización como eje de los cuidados diarios. A menudo son los primeros en observar a los pacientes y señalar los cambios sutiles en su estado de salud. Para ello, no sólo deben estar atentos, sino también dominar las particularidades de los cuidados renales, como la vigilancia de la diuresis, el seguimiento de las constantes vitales (tensión arterial, peso, balance de líquidos) y la prevención de infecciones, sobre todo en pacientes con catéteres o fístulas arteriovenosas.

La importancia de la vigilancia y la precisión

El servicio de nefrología exige una vigilancia constante y rigor en la ejecución de las tareas. Los pacientes sometidos a diálisis, por ejemplo, suelen correr un alto riesgo de complicaciones, como hipotensión, calambres o infecciones relacionadas con los dispositivos de acceso vascular. Para minimizar estos riesgos, cada procedimiento debe ser preciso y cada parámetro debe controlarse cuidadosamente. Esto implica conocer los protocolos en vigor, comprender las alarmas y señales de alerta, y saber reaccionar rápidamente en caso de problema.

La manipulación de dispositivos médicos, como catéteres o máquinas de diálisis, forma parte integrante del trabajo en nefrología. Los asistentes sanitarios deben recibir formación sobre el uso y la gestión de este material específico, en particular en lo que respecta a la esterilización, el mantenimiento de las fístulas y la prevención de las infecciones nosocomiales. El cumplimiento estricto de los procedimientos de higiene es vital, ya que los pacientes en diálisis suelen estar inmunodeprimidos y son especialmente vulnerables a las infecciones.

Apoyo al paciente y educación terapéutica

Otro aspecto fundamental de la organización del servicio de nefrología es el cuidado a largo plazo de los pacientes, sobre todo de los que padecen insuficiencia renal crónica. Estos pacientes suelen ser hospitalizados regularmente o acuden con frecuencia a sus sesiones de diálisis. La enfermedad renal exige cambios importantes en el estilo de vida, y el auxiliar de enfermería desempeña un papel esencial en la educación terapéutica de los pacientes.

No se trata sólo de proporcionar cuidados técnicos, sino también de ayudar a los pacientes a comprender su enfermedad y su tratamiento. Por ejemplo, el auxiliar de enfermería puede explicar la importancia de seguir las recomendaciones dietéticas (en particular para limitar la ingesta de sal, potasio o fósforo) o las restricciones de agua, y de reconocer los signos de alarma de las complicaciones. Al proporcionar esta dimensión educativa, el auxiliar de enfermería ayuda a empoderar al paciente, reforzando así la adherencia al tratamiento y mejorando la calidad de vida a largo plazo.

Gestión emocional y relacional

Por último, los aspectos relacionales y emocionales desempeñan un papel fundamental en la organización del servicio. Los pacientes de nefrología, en particular los que se someten a diálisis, suelen pasar por periodos de desánimo, ansiedad y frustración cuando se enfrentan a tratamientos difíciles e incertidumbres sobre su estado de salud. Por ello, el servicio de nefrología es un lugar en el que los cuidadores deben mostrar una gran empatía y un apoyo constante.

Al trabajar tan estrechamente con los pacientes a diario, los cuidadores se convierten a menudo en un punto de referencia tranquilizador para ellos. Desempeñan un papel activo en la creación de un entorno de confianza y benevolencia, que es esencial para ayudar a los pacientes a superar los momentos difíciles y a aceptar su tratamiento. Este apoyo emocional es un aspecto esencial de los cuidados nefrológicos, ya que influye directamente en el bienestar de los pacientes y en su capacidad para vivir con su enfermedad.

- **Acoger e instalar al paciente**: la importancia del confort físico y psicológico.

El confort físico y psicológico de los pacientes es un aspecto esencial de la asistencia, sobre todo en un departamento tan exigente como el de nefrología. Los pacientes que padecen una enfermedad renal, ya sea insuficiencia renal crónica, glomerulonefritis u otras afecciones renales, se enfrentan a tratamientos largos, repetitivos y a veces invasivos, que pueden afectar profundamente a su bienestar físico y mental. En este contexto, no se puede subestimar la importancia del confort, tanto físico como psicológico, ya que desempeña un papel crucial en la calidad de vida de los pacientes y en la adherencia a los cuidados.

Confort físico: aliviar el sufrimiento y prevenir las complicaciones

El confort físico es uno de los primeros aspectos que hay que tener en cuenta en el cuidado de los pacientes nefrológicos. Los pacientes, sobre todo los sometidos a diálisis, pasan largas horas inmóviles, a menudo varias veces por semana, conectados a una máquina que sustituye temporalmente la función de sus riñones. Esta inmovilidad prolongada puede provocar dolores musculares, molestias en la espalda, los brazos o las piernas y una intensa fatiga. Para un auxiliar asistencial, garantizar el confort físico de un paciente empieza por gestos sencillos pero esenciales, como asegurarse de que el paciente está bien acomodado en la cama o en una silla, ajustar las almohadas y el apoyo de las extremidades y sugerir soluciones para aliviar la tensión muscular.

En nefrologíael , confort físico no se limita a los aspectos posturales. También incluye el tratamiento del dolor, que puede ser un problema recurrente para estos pacientes. Los calambres musculares, por ejemplo, son frecuentes en los pacientes en diálisis debido a los desequilibrios electrolíticos causados por la filtración extracorpórea. Los cuidadores deben estar atentos a estos síntomas y reaccionar rápidamente ajustando la posición del paciente o aplicando medidas de alivio como masajes o compresas calientes. Del mismo modo, la atención a la piel, sobre todo en pacientes encamados o en diálisis, es esencial para prevenir las escaras y la irritación cutánea, complicaciones que pueden comprometer seriamente el bienestar físico.

El control regular de los dispositivos médicos también contribuye a esta comodidad. Por ejemplo, los pacientes con fístulas arteriovenosas, esenciales para la hemodiálisis, requieren cuidados esmerados para evitar infecciones o trombosis. Un catéter mal mantenido puede causar dolor y complicaciones graves, lo que afecta directamente a la comodidad del paciente. La vigilancia y el mantenimiento riguroso de los puntos de acceso vascular son parte integrante del mantenimiento de un confort físico óptimo.

Confort psicológico: calmar la ansiedad y levantar la moral

El bienestar psicológico de los pacientes es tan importante o más que su bienestar físico. Vivir con una enfermedad renal crónica, someterse a tratamientos pesados y repetitivos como la diálisis, o esperar un trasplante de riñón, son situaciones que generan mucha ansiedad, incertidumbre y a veces desánimo. El estrés psicológico puede agravarse cuando los pacientes se sienten aislados o incomprendidos en su sufrimiento. Aquí es donde el apoyo solidario y empático de los auxiliares de enfermería desempeña un papel crucial.

El confort psicológico empieza con una presencia tranquilizadora. El simple hecho de escuchar las preocupaciones del paciente, responder a sus preguntas o explicarle con calma las etapas de los cuidados puede contribuir en gran medida a aliviar su ansiedad. En nefrología, donde los pacientes suelen estar sometidos a dietas estrictas, restricciones de líquidos o sesiones de tratamiento repetitivas, el papel del asistente sanitario también consiste en recordar a los pacientes sus objetivos terapéuticos, animarles a mantener sus esfuerzos y destacar las pequeñas victorias que consiguen a diario. Este apoyo constante contribuye a crear un entorno de confianza en el que el paciente se siente respaldado.

La familiaridad con el paciente también desempeña un papel fundamental en el mantenimiento del confort psicológico. En nefrología, donde los pacientes vuelven regularmente para recibir tratamiento, se forja un vínculo humano con el personal de enfermería. Esta relación de confianza, basada en la empatía y la comprensión de las necesidades individuales, permite a los pacientes sentirse reconocidos, escuchados y atendidos de forma personalizada. Esto es especialmente cierto en el caso de los pacientes crónicos, que tienen que convivir con su enfermedad a largo plazo. Saber que pueden contar con cuidadores atentos y solícitos les ayuda a aceptar mejor su enfermedad y a abordar sus cuidados con menos aprensión.

Por último, el confort psicológico significa tener en cuenta la dimensión emocional de la enfermedad renal. En ocasiones, los pacientes pueden enfrentarse a la frustración de ver cómo su estado de salud se deteriora a pesar del tratamiento, o a la angustia de esperar un trasplante que tarda en llegar. Algunos también pueden desarrollar un sentimiento de pérdida de autonomía, o incluso de dependencia, que puede afectar a su estado de ánimo. El auxiliar de enfermería, con su presencia regular y su apoyo psicológico, puede ayudar a superar estos momentos difíciles ofreciendo escucha activa y apoyo emocional. A veces, se trata simplemente de crear un espacio en el que el paciente pueda expresar sus temores o dudas, sin juzgarle, pero con empatía.

La interacción entre el confort físico y psicológico

El bienestar físico y psicológico son inseparables y se refuerzan mutuamente. Un paciente que se siente bien físicamente podrá afrontar mejor los retos psicológicos asociados a su enfermedad. A la inversa, un paciente cuyas preocupaciones y ansiedad se hayan disipado afrontará mejor las molestias físicas asociadas a su tratamiento. Por lo tanto, los cuidados deben considerarse de forma holística, teniendo en cuenta la interdependencia de estas dos dimensiones.

En este contexto, el auxiliar de enfermería desempeña un papel fundamental adoptando un enfoque benévolo y global de los cuidados. Por ejemplo, proporcionar un entorno tranquilo y relajante, ajustar la luz o la temperatura de la habitación, asegurarse de que el paciente tenga distracciones agradables durante la sesión de diálisis (como un libro, música o la oportunidad de hablar con alguien), todo ello contribuye a mejorar el confort psicológico al tiempo que se satisfacen las necesidades físicas inmediatas.

- **Trabajar con el equipo multidisciplinar**: trabajar en sinergia con enfermeros, nefrólogos, dietistas y fisioterapeutas.

Trabajar en sinergia con enfermeras, nefrólogos, dietistas y fisioterapeutas es un requisito previo esencial para la atención integral y coherente del paciente en el departamento de nefrología. La naturaleza de la enfermedad renal y sus numerosas complicaciones requieren un enfoque multidisciplinar, en el que cada profesional sanitario aporte sus conocimientos específicos. Sin embargo, la eficacia de esta colaboración depende no sólo de la complementariedad de las competencias, sino sobre todo de la comunicación y la coordinación entre los distintos miembros del equipo sanitario.

El papel clave del auxiliar de enfermería en la sinergia asistencial

El auxiliar de enfermería ocupa una posición central en este trabajo en equipo. Su proximidad constante con los pacientes les convierte en los primeros observadores de su estado a diario. A menudo son los primeros en detectar cambios sutiles en su estado físico o psicológico, ya sean signos de fatiga, ansiedad, dolor o complicaciones como edemas o variaciones de la tensión arterial. Estas observaciones son cruciales y deben comunicarse rápidamente a enfermeras, nefrólogos y otros miembros del equipo para que puedan ajustar el tratamiento o los cuidados en consecuencia.

El papel del auxiliar de cuidados no se limita a vigilar a los pacientes. También es responsable de una amplia gama de tareas de cuidados básicos, como asear, acomodar al paciente y controlar las constantes vitales (tensión arterial, peso, diuresis). Cada acción realizada y cada dato recogido son de vital importancia para la evolución del paciente y deben compartirse con el equipo de enfermería. Esta información se transmite tanto oralmente cuando los equipos se hacen cargo, como a través de notas en el expediente médico del paciente. La claridad y precisión de esta información son esenciales para que el equipo pueda trabajar sin problemas y tomar decisiones con conocimiento de causa.

Trabajar en estrecha colaboración con el personal de enfermería

La colaboración entre auxiliares de enfermería y enfermeros es especialmente estrecha. Estos dos profesionales trabajan codo con codo para garantizar el cuidado diario de los pacientes. Mientras la enfermera se centra en los cuidados técnicos y médicos, como la gestión de los medicamentos, el control de las infusiones o el acceso vascular para la diálisis, el auxiliar de cuidados suele encargarse de los aspectos más prácticos y relacionales de los cuidados.

Sin embargo, esta distinción de funciones no debe crear barreras. El cuidador y la enfermera deben intercambiar información constantemente para garantizar que los cuidados sean coherentes y completos. Por ejemplo, el cuidador puede alertar a la enfermera de signos precoces de complicaciones (como una tensión arterial baja durante una sesión de diálisis), o informar a la enfermera de que el paciente ha expresado dolor o malestar. A cambio, la enfermera puede orientar al asistente sanitario sobre los ajustes que deben hacerse en los cuidados diarios, sobre todo en lo que se refiere a controles especiales o precauciones específicas que deban tomarse.

Interacción con los nefrólogos: un vínculo esencial

El nefrólogo es el médico especialista que supervisa todo el tratamiento del paciente. Su función es evaluar la progresión de la enfermedad renal, prescribir los tratamientos y decidir los ajustes necesarios. Aunque el cuidador no participa directamente en las decisiones médicas, su papel de observador es crucial para proporcionar al nefrólogo información valiosa sobre el estado del paciente. Por ejemplo, si un paciente muestra signos de desequilibrio de líquidos (como edemas o una disminución de la diuresis), o se queja de una fatiga anormal, estos factores pueden indicar un empeoramiento de la insuficiencia renal o la necesidad de ajustar la diálisis.

Al trabajar en colaboración con los nefrólogos, el auxiliar de enfermería desempeña un papel indirecto en la optimización de los tratamientos. Durante las visitas médicas o las reuniones de equipo, las observaciones del auxiliar de enfermería se tienen en cuenta para afinar las decisiones terapéuticas. Esta cooperación se basa en la confianza mutua y el reconocimiento del papel clave que cada profesional desempeña en la atención al paciente.

La contribución de los dietistas: una asociación para la nutrición

La nutrición desempeña un papel fundamental en el tratamiento de la enfermedad renal, ya que los pacientes suelen tener que seguir dietas estrictas para controlar su ingesta de sal, potasio, fósforo y proteínas. El dietista, en colaboración con el nefrólogo, se encarga de elaborar planes nutricionales adaptados a las necesidades específicas de cada paciente. Sin embargo, para que estas recomendaciones se apliquen eficazmente, es necesaria una estrecha colaboración con el auxiliar de enfermería.

El auxiliar de enfermería está en primera línea para garantizar que los pacientes cumplan las restricciones dietéticas. Además de controlar la ingesta dietética, a menudo deben explicar y recordar a los pacientes las razones de estas restricciones. Por ejemplo, en un paciente en diálisis, el exceso de potasio puede provocar complicaciones graves, como problemas cardíacos. Por lo tanto, el asistente debe estar atento y señalar cualquier desviación o dificultad que el paciente pueda encontrar a la hora de seguir su dieta. A cambio, el dietista puede ajustar las recomendaciones basándose en las observaciones del cuidador sobre el apetito o el estado nutricional del paciente.

Colaboración con fisioterapeutas para optimizar la movilidad de los pacientes

Los pacientes que padecen una enfermedad renal, en particular los que están en diálisis, sufren a menudo fatiga crónica, pérdida de movilidad y deterioro muscular debido a la inactividad o a desequilibrios nutricionales. Por ello, el papel del fisioterapeuta es esencial para ayudar a estos pacientes a mantener su fuerza física y su movilidad, y para prevenir las complicaciones asociadas a la inmovilidad, como las escaras o la trombosis venosa.

El auxiliar de enfermería trabaja en sinergia con el fisioterapeuta para animar a los pacientes a realizar ejercicios sencillos de movilización, ya sea en cama, en silla de ruedas o caminando. A veces, el auxiliar de enfermería ayuda directamente al fisioterapeuta durante las sesiones de rehabilitación. Entre las visitas del fisioterapeuta, también garantizan la continuidad de los cuidados ayudando a los pacientes con sus ejercicios diarios, moviéndolos con regularidad o asegurándose de que cambian de posición para evitar complicaciones asociadas al reposo prolongado en cama. Esta cooperación garantiza una mejor recuperación física y una mejora del bienestar general de los pacientes.

Capítulo 3

Cuidados básicos para pacientes nefrológicos

- **Aseo e higiene del paciente**: tratamiento de la piel frágil y prevención de escaras.

El tratamiento de la piel frágil y la prevención de las úlceras por presión son elementos cruciales de la atención al paciente, sobre todo en el servicio de nefrología, donde muchos pacientes están encamados, reciben diálisis o tienen movilidad reducida. Estas situaciones aumentan considerablemente el riesgo de complicaciones cutáneas, como las úlceras por presión, que no sólo pueden causar un dolor intenso, sino también provocar infecciones graves y afectar al estado general del paciente. Para un auxiliar asistencial, la vigilancia cuidadosa de la piel y la aplicación de estrategias de prevención adecuadas son esenciales para proteger la integridad cutánea y mejorar la calidad de vida de los pacientes.

Conocimiento de la fragilidad cutánea en pacientes nefrológicos

Los pacientes con enfermedad renal crónica, en particular los que están en diálisis, suelen tener la piel más frágil debido a una serie de factores. La acumulación de toxinas en la sangre, debida a la reducción de la función renal, puede alterar la estructura y la función de la piel, haciéndola más seca, más fina y más propensa a la irritación. Además, los frecuentes desequilibrios electrolíticos y las restricciones hídricas impuestas a estos pacientes suelen provocar la deshidratación de la piel, haciéndola más vulnerable a los daños.

La fragilidad cutánea se agrava con el reposo prolongado en cama, sobre todo en pacientes con insuficiencia renal avanzada o que han sufrido una intervención quirúrgica importante. La inmovilidad, combinada con la presión constante que se ejerce sobre determinadas zonas del cuerpo, en particular los talones, las nalgas y los codos, aumenta el riesgo de úlceras por presión. Estas úlceras se desarrollan cuando la circulación sanguínea se ve comprometida en una zona de presión prolongada, lo que provoca necrosis tisular.

La importancia de prevenir las úlceras por presión

La prevención de las úlceras por presión es una cuestión importante en el cuidado de los pacientes frágiles. Una vez que se han formado, estas heridas pueden ser difíciles de tratar, sobre todo en pacientes en diálisis, que a menudo tienen dificultades para cicatrizar debido a la acumulación de toxinas, la desnutrición o problemas circulatorios. Por tanto, prevenir las úlceras por presión no sólo es prioritario para preservar la comodidad y la salud del paciente, sino también para evitar complicaciones graves, como infecciones que pueden propagarse rápidamente.

Estrategias de prevención: movilización periódica

Una de las formas más eficaces de prevenir las úlceras por presión es reducir la presión ejercida sobre las zonas de riesgo moviendo regularmente a los pacientes. Los pacientes encamados o con movilidad reducida deben cambiar de posición al menos cada dos horas para evitar que se formen puntos de presión. Esta tarea suele recaer en el auxiliar de enfermería, que se encarga de cambiar regularmente de posición al paciente, asegurándose al mismo tiempo de que los movimientos sean lo bastante suaves como para no provocar microlesiones en la piel.

La movilización no se limita a cambiar al paciente de posición en la cama. También puede consistir en ayudarle a levantarse y caminar, si es posible, o en trasladarle a una silla de ruedas. Este tipo de movilización activa, cuando es posible, estimula la circulación sanguínea y refuerza la resistencia muscular, reduciendo el riesgo de úlceras por presión y mejorando el estado general del paciente. Para los pacientes que no pueden desplazarse por sí mismos, el auxiliar de enfermería debe utilizar técnicas adecuadas, a veces en colaboración con fisioterapeutas, para evitar la creación de puntos de presión demasiado prolongados.

Uso de dispositivos preventivos: colchones y cojines antiescaras

Además de los cambios de posición, el uso de dispositivos adecuados, como colchones de aire dinámicos o cojines antiescaras, es esencial para reducir la presión en las zonas de riesgo. Estos dispositivos distribuyen el peso del cuerpo de forma más uniforme y alivian los puntos de presión más expuestos. Los colchones de aire, por ejemplo, alternan las zonas de presión mediante ciclos de inflado y desinflado, lo que ayuda a mantener una circulación sanguínea suficiente en el tejido cutáneo.

El auxiliar de cuidados suele encargarse de comprobar el estado de estos dispositivos, ajustarlos si es necesario y asegurarse de que se utilizan correctamente. También puede recomendar el uso de almohadillas o soportes adicionales, como taloneras o coderas, para proteger zonas especialmente sensibles en algunos pacientes.

Cuidados de la piel: hidratación y observación atenta

Otro aspecto clave de la prevención de las úlceras por presión es el cuidado diario de la piel. En los pacientes nefrológicos, la piel tiende a estar seca y deshidratada, lo que la hace más vulnerable a la irritación y el agrietamiento. Por lo tanto, es fundamental aplicar regularmente cremas hidratantes o emolientes para mantener la piel flexible. Estos cuidados deben realizarse con suavidad, evitando frotar en exceso, sobre todo en las zonas de alto riesgo.

La higiene también es un factor fundamental para prevenir las úlceras por presión. Los cuidadores deben asegurarse de que la piel esté limpia y seca, sobre todo después de lavarla o en caso de incontinencia. La humedad prolongada puede debilitar la barrera cutánea y favorecer la maceración, aumentando el riesgo de úlceras por presión. Los productos utilizados para la limpieza deben ser suaves y adecuados para la piel frágil, a fin de evitar una mayor irritación.

La observación cuidadosa de la piel también forma parte integrante del papel del auxiliar de enfermería. Es esencial examinar regularmente las zonas de riesgo, como los talones, las nalgas, las caderas y los codos, para detectar los primeros signos de úlceras por presión. Un enrojecimiento persistente, una zona que se siente caliente o fría al tacto o el comienzo de una lesión cutánea son signos de alarma que deben comunicarse inmediatamente a la enfermera o al médico. La intervención precoz suele ser la clave para evitar que estos signos se conviertan en úlceras más profundas y difíciles de tratar.

Un enfoque global de la asistencia

La prevención de las úlceras por presión no se limita a gestos técnicos o al uso de equipos específicos. Forma parte de un enfoque global de los cuidados, que tiene en cuenta el bienestar físico y psicológico del paciente. Para proteger eficazmente a un paciente contra las úlceras por presión, es esencial que esté bien alimentado, bien hidratado y que su estado general se controle cuidadosamente. Los cuidadores desempeñan un papel crucial en este enfoque holístico, pues no sólo se ocupan de la piel del paciente, sino también de su comodidad, movilidad, nutrición y estado de ánimo.

- **Apoyo a la movilidad y prevención de la pérdida de autonomía**: técnicas de movilización y ejercicios adaptados.

Las técnicas de movilización y los ejercicios adaptados desempeñan un papel fundamental en el tratamiento de los pacientes con enfermedad renal, especialmente los que están encamados, en diálisis o sufren limitaciones de movilidad. La movilización regular y el ejercicio físico son esenciales para prevenir una amplia gama de complicaciones, como las úlceras por presión, la trombosis venosa profunda, la pérdida de masa muscular y los problemas respiratorios. En nefrología, donde los pacientes se enfrentan a menudo a tratamientos largos y exigentes como la diálisis, mantener un cierto grado de actividad física no sólo es beneficioso para el organismo, sino también para el bienestar psicológico.

La importancia de la movilización en los pacientes nefrológicos

Los pacientes que padecen insuficiencia renal, ya sea en hemodiálisis o en fases avanzadas de la enfermedad, pueden sentirse a menudo agotados, débiles y perder gradualmente la movilidad. Esta pérdida de movilidad puede deberse a la fatiga crónica, a la debilidad muscular inducida por la enfermedad o a periodos prolongados de reposo en cama. Sin embargo, la inactividad es un círculo vicioso: cuanto más tiempo permanece inmóvil un paciente, más se deteriora su estado físico, lo que dificulta aún más su recuperación. Por lo tanto, la movilización y el ejercicio físico adecuado son esenciales para contrarrestar este efecto, mantener la fuerza muscular y favorecer la circulación sanguínea.

Para un auxiliar asistencial, movilizar a los pacientes es una parte crucial de los cuidados diarios. No se trata simplemente de moverlos o cambiarlos de posición en la cama, sino de animarlos a participar activamente, en función de sus capacidades. El objetivo es mantener el mayor nivel posible de autonomía, garantizando al mismo tiempo la seguridad y comodidad del paciente.

Técnicas de movilización pasiva y activa

Las técnicas de movilización se dividen en dos categorías principales: la movilización pasiva, en la que el cuidador ayuda directamente al paciente a moverse, y la movilización activa, en la que se anima al paciente a realizar movimientos por sí mismo.

La movilización pasiva suele emplearse en pacientes total o parcialmente incapaces de moverse por sí mismos, como los que están postrados en cama o sufren fuertes dolores. En estos casos, el cuidador realiza movimientos suaves y controlados en las extremidades del paciente para evitar la rigidez articular, mantener la flexibilidad muscular y estimular la circulación sanguínea. Puede incluir flexiones y estiramientos de brazos y piernas, rotaciones suaves de tobillos, codos o muñecas, y ejercicios para aflojar caderas y hombros. Estos sencillos gestos son esenciales para prevenir contracturas musculares y mantener la movilidad articular, incluso en pacientes que no pueden ponerse de pie.

Como parte de la **movilización activa**, se anima a los pacientes a realizar sus propios movimientos, con o sin la ayuda de un cuidador. Para algunos pacientes, puede tratarse de movimientos sencillos, como subir y bajar los brazos o doblar las rodillas mientras están sentados o tumbados. Para otros, que tienen más movilidad, puede incluir ejercicios suaves de fortalecimiento muscular, movimientos de estiramiento o incluso paseos cortos por el pasillo. El objetivo de la movilización activa es estimular la actividad muscular, mejorar la circulación sanguínea y mantener la función cardiorrespiratoria en la medida de lo posible.

Ejercicios adaptados: mantener la fuerza y la flexibilidad

Los ejercicios adecuados para los pacientes de nefrología varían en función de su estado de salud, su nivel de fatiga y su capacidad de movimiento. Sin embargo, hay algunos ejercicios sencillos que pueden realizar en la cama o sentados, incluso los pacientes debilitados. Estos ejercicios se suelen realizar en colaboración con un fisioterapeuta, pero el auxiliar asistencial desempeña un papel fundamental para garantizar la continuidad y regularidad de las sesiones de ejercicio.

Los ejercicios de fortalecimiento muscular son importantes para mantener la masa muscular, sobre todo en los pacientes en diálisis, que suelen sufrir un desgaste muscular progresivo. Estos ejercicios pueden incluir movimientos de flexión-extensión de piernas y brazos, elevaciones de piernas tumbado o el uso de bandas elásticas para añadir una suave resistencia a los movimientos. Estos ejercicios ayudan a conservar la fuerza muscular, que es crucial para la independencia de los pacientes en sus actividades diarias, como levantarse de la cama o caminar.

Los **ejercicios respiratorios** también son importantes para los pacientes encamados o con capacidad respiratoria reducida. Los ejercicios de respiración profunda, como la inhalación lenta seguida de una exhalación prolongada, ayudan a mejorar la función pulmonar, prevenir las infecciones respiratorias y oxigenar la sangre con mayor eficacia. Es esencial animar a los pacientes a practicar ejercicios respiratorios con regularidad, sobre todo tras un periodo de inmovilización prolongado.

Los **ejercicios suaves de estiramiento** ayudan a mantener flexibles los músculos y las articulaciones. Estos movimientos ayudan a evitar la rigidez muscular y previenen el dolor articular, que suele aparecer tras periodos de inactividad. Pueden incluir estiramientos de brazos y piernas, rotaciones suaves de muñecas y tobillos, y estiramientos de espalda y hombros para liberar la tensión acumulada.

La importancia de la autonomía y la motivación

Para los pacientes de nefrología, mantener cierto grado de independencia es esencial, no sólo física, sino también psicológicamente. El ejercicio adecuado y la movilización regular ayudan a los pacientes a mantener su capacidad para realizar tareas sencillas, como levantarse o desplazarse, dándoles una sensación de control sobre su cuerpo y su estado de salud. Animar a los pacientes a participar activamente en su rehabilitación es una forma de motivarles para que sigan implicados en su propio cuidado.

El auxiliar de enfermería desempeña un papel clave en esta dinámica. No se trata sólo de guiar físicamente a los pacientes, sino también de animarles, tranquilizarles y darles confianza en sus capacidades. Algunos pacientes, especialmente los que sufren ansiedad o depresión relacionadas con su enfermedad, pueden mostrarse reacios a moverse o a hacer cualquier esfuerzo. En estos casos, es importante comprender sus reticencias y proponerles ejercicios sencillos y accesibles, insistiendo al mismo tiempo en los beneficios a largo plazo de la actividad física.

Seguridad ante todo: asistencia sin riesgos

La movilización y los ejercicios físicos deben realizarse siempre teniendo en cuenta las capacidades y limitaciones del paciente. Es esencial proceder con suavidad y cuidado, asegurándose de que el paciente no sienta dolor ni molestias. El cuidador debe asegurarse de que los movimientos se realizan correctamente, evitar cualquier esfuerzo excesivo que pueda provocar una caída o lesión, y estar atento a cualquier signo de fatiga o malestar en el paciente.

Cuando se moviliza a los pacientes para que se levanten o caminen, el cuidador debe asegurarse de que el entorno sea seguro: el suelo debe estar despejado, el paciente debe estar bien apoyado y, si es necesario, deben utilizarse dispositivos como andadores o sillas de ruedas para garantizar la estabilidad del paciente.

- **Control de las constantes vitales**: Medición de la presión arterial, medición de la diuresis, gestión del equilibrio hídrico.

Tomar la tensión arterial, medir la diuresis y controlar el equilibrio de líquidos son tres tareas esenciales en el seguimiento diario de los pacientes de nefrología. Estos parámetros están íntimamente ligados a la salud renal y a la capacidad de los riñones para regular los líquidos y la presión arterial en el organismo. Un seguimiento cuidadoso y riguroso de estos factores no sólo permite controlar la evolución de la enfermedad renal, sino también prevenir y detectar precozmente complicaciones graves, como hipertensión, edemas o deshidratación. Como asistente sanitario, estar formado y vigilante en el manejo de estos aspectos es crucial para la seguridad y el bienestar de los pacientes.

Medición de la presión arterial: un indicador clave en nefrología

Tomarse la tensión arterial es una parte esencial de la práctica diaria de la nefrología, porque la hipertensión es una de las principales causas y consecuencias de la enfermedad renal. Los riñones desempeñan un papel fundamental en la regulación de la tensión arterial, y cualquier disfunción renal puede provocar alteraciones en este sistema. La hipertensión puede acelerar la progresión de la insuficiencia renal, mientras que la hipotensión, sobre todo durante la diálisis, puede provocar malestar y complicaciones graves.

Al tomar la tensión arterial, el asistente sanitario debe asegurarse de que se hace en condiciones óptimas para obtener lecturas fiables. El paciente debe estar sentado o tumbado, en reposo durante varios minutos, y el brazo utilizado para la medición debe estar apoyado a la altura del corazón. También es esencial utilizar el manguito del tamaño adecuado para evitar errores de medición. Cada medición debe registrarse con precisión en el expediente del paciente, ya que se utilizará para ajustar los tratamientos y evaluar el estado general de salud.

En el contexto de la diálisis, la medición de la tensión arterial es especialmente crítica antes, durante y después de la sesión. Durante la diálisis, puede producirse un rápido descenso de la tensión arterial, debido a la pérdida de volumen sanguíneo asociada a la eliminación del exceso de líquidos. Este descenso puede provocar síntomas como mareos, náuseas o debilidad, y requiere la intervención rápida del equipo asistencial. Por lo tanto, es esencial controlar la tensión arterial a intervalos regulares para prevenir estas complicaciones y ajustar la sesión de diálisis en consecuencia.

Medición de la diuresis: evaluación de la función renal

La medición de la diuresis, es decir, del volumen de orina producido por el paciente durante un periodo determinado, es un indicador directo de la función renal. Los riñones sanos producen una cantidad de orina adaptada a la ingesta de agua y al estado del organismo, pero en los pacientes que padecen una enfermedad renal, esta capacidad suele estar mermada. Una diuresis insuficiente (oliguria) o una ausencia total de producción de orina (anuria) son signos de deterioro de la función renal, mientras que una producción excesiva de orina (poliuria) puede indicar una mala reabsorción de líquidos por los riñones.

En la práctica, la diuresis se mide recogiendo la orina del paciente durante un periodo de 24 horas, o durante un periodo más corto en contextos específicos, como la monitorización posdiálisis. A menudo, esta tarea se delega en el asistente sanitario, que vela por que la recogida se realice de forma rigurosa. El paciente debe ser informado de la importancia de retener toda la orina producida y de no dejar de recoger ni siquiera pequeñas cantidades. Una vez recogida la orina, se mide con precisión el volumen total y se registra en la historia clínica.

Esta medición no es sólo un indicador de la capacidad de los riñones para filtrar la sangre. También se utiliza para evaluar la eficacia de los tratamientos, sobre todo en pacientes que toman diuréticos, y para controlar la respuesta del paciente tras la diálisis o el tratamiento médico. La diuresis también es un indicador fundamental para ajustar la ingesta de líquidos, ya que determina la capacidad del paciente para eliminar el exceso de agua.

La gestión del balance hídrico: un equilibrio esencial

La gestión del equilibrio hídrico implica equilibrar la ingesta y la pérdida de agua del paciente. Este equilibrio es crucial en pacientes con enfermedad renal, ya que sus riñones ya no son capaces de regular eficazmente los fluidos corporales. El exceso de agua en el organismo puede causar edemas, hipertensión y empeorar las complicaciones cardiacas, mientras que la deshidratación puede provocar hipotensión, debilidad general y graves desequilibrios electrolíticos.

El balance hídrico se calcula comparando la ingesta de agua (líquidos ingeridos por el paciente, incluidas las bebidas, pero también el agua contenida en los alimentos) con las pérdidas (orina, sudor, respiración, etc.). En nefrología, el seguimiento de este balance es especialmente riguroso, sobre todo en pacientes en diálisis. Estos pacientes a menudo tienen que limitar su ingesta de líquidos para evitar la sobrecarga de agua, porque sus riñones ya no pueden eliminar eficazmente el exceso de agua.

El auxiliar de enfermería desempeña un papel fundamental en esta gestión. En primer lugar, deben asegurarse de que se registra con precisión toda la ingesta de líquidos del paciente. Esto incluye no sólo el agua y las bebidas, sino también los alimentos ricos en agua, como las sopas y la fruta. En segundo lugar, deben controlar las pérdidas, en particular la diuresis, pero también, en algunos casos, las pérdidas por vómitos o diarrea.

En los pacientes en diálisis, el equilibrio de líquidos también se controla durante las sesiones de tratamiento, cuando la máquina de diálisis elimina parte del exceso de líquido. Antes de cada sesión, se mide el peso del paciente para calcular la cantidad de líquido que debe eliminarse. El objetivo es alcanzar el llamado "peso seco", que corresponde a un estado en el que el paciente no tiene ni exceso de líquido ni deshidratación. Por lo tanto, controlar el peso del paciente antes y después de la diálisis es otra de las responsabilidades del auxiliar de enfermería, que ayuda a evaluar lo bien que se está gestionando el equilibrio de líquidos del paciente.

Vigilancia constante: detectar los signos de desequilibrio

Controlar la tensión arterial, la diuresis y el equilibrio de líquidos no es sólo una tarea técnica; también requiere una vigilancia constante por parte del asistente sanitario, que debe ser capaz de interpretar los signos de desequilibrio. Una tensión arterial demasiado alta o demasiado baja, un descenso repentino de la diuresis o un aumento rápido de peso entre dos sesiones de diálisis pueden indicar un deterioro del estado del paciente y deben comunicarse inmediatamente a la enfermera o al médico.

Los signos de desequilibrio de líquidos, como edemas, dificultad para respirar, cansancio inusual o sequedad de boca, también deben vigilarse atentamente, ya que pueden ser signos precoces de sobrecarga de líquidos o deshidratación. En estrecha colaboración con el equipo sanitario, el auxiliar de enfermería ayuda a prevenir complicaciones graves y a ajustar los tratamientos para mantener el equilibrio de líquidos y la estabilidad del paciente.

Capítulo 4

Seguimiento clínico en nefrología

- **Signos de alerta**: edema, hipotensión, anuria, hiperpotasemia.

El edema, la hipotensión, la anuria y la hiperpotasemia son manifestaciones clínicas frecuentes en pacientes con enfermedad renal, ya sea insuficiencia renal aguda o crónica. Estos síntomas suelen estar interrelacionados y se derivan directamente de la disfunción de los riñones, que ya no pueden regular eficazmente los líquidos corporales, la presión arterial y los electrolitos. Cada síntoma representa una importante señal de advertencia de que el equilibrio hídrico y electrolítico del organismo se ha visto comprometido. Ser capaz de reconocer y comprender estos síntomas es esencial para un cuidador, ya que pueden desarrollarse rápidamente y tener graves consecuencias para la salud del paciente.

Edema: acumulación de líquido en los tejidos

Los edemas son hinchazones visibles de los tejidos, generalmente en las extremidades inferiores, los tobillos, la cara o el abdomen. Son el resultado de una acumulación excesiva de líquidos en los espacios intersticiales, es decir, entre las células. Esta retención de agua está directamente relacionada con la incapacidad de los riñones para eliminar eficazmente el exceso de líquido del organismo, un fenómeno frecuente en pacientes que padecen insuficiencia renal crónica o aguda.

En los riñones sanos, el agua y los electrolitos se filtran y reabsorben con precisión, manteniendo un equilibrio hídrico estable. Sin embargo, cuando los riñones ya no son capaces de filtrar correctamente, se acumula un exceso de agua que da lugar a edemas. Estas hinchazones no sólo son incómodas, también pueden tener consecuencias graves, como dificultad para respirar (en el caso del edema pulmonar), dolores articulares o incluso agravamiento de la hipertensión.

Para un cuidador, es crucial observar con regularidad los signos de edema, como piernas o tobillos hinchados, ropa o zapatos que aprietan demasiado o un rápido aumento del peso corporal. La palpación también puede revelar zonas de la piel que muestran signos de presión prolongada (signo de la copa). La detección precoz del edema permite adaptar rápidamente los cuidados, ya sea ajustando el equilibrio de líquidos, administrando diuréticos o intensificando la vigilancia clínica.

Hipotensión: descenso de la tensión arterial

La hipotensión, o caída de la tensión arterial, es un fenómeno frecuente en los pacientes en diálisis, pero también puede darse en aquellos con disfunción renal avanzada. Durante una sesión de hemodiálisis, se elimina el exceso de líquido de la sangre, lo que a veces puede provocar un descenso demasiado rápido de la tensión arterial. Este descenso suele deberse a una reducción excesiva del volumen sanguíneo, una pérdida rápida de sodio o una mala adaptación del sistema vascular.

Los síntomas de hipotensión incluyen mareos, debilidad, náuseas, sudores fríos y, en casos extremos, desmayos. La hipotensión es especialmente preocupante porque puede provocar una perfusión inadecuada de los órganos vitales, sobre todo los riñones y el cerebro, empeorando el estado del paciente.

Para un auxiliar sanitario, controlar la tensión arterial antes, durante y después de las sesiones de diálisis es esencial para prevenir la hipotensión. Si se detecta un descenso de la presión arterial, es crucial reaccionar rápidamente, ya sea tumbando al paciente y elevando sus piernas para mejorar el retorno venoso, ya sea ralentizando el proceso de diálisis o administrando soluciones salinas por prescripción médica para restablecer el volumen sanguíneo. La vigilancia del asistente es esencial para prevenir las complicaciones relacionadas con la hipotensión, sobre todo en los pacientes más frágiles.

Anuria: ausencia de producción de orina

La anuria, o ausencia total de producción de orina, es un signo alarmante de insuficiencia renal grave. En un estado normal, los riñones filtran continuamente la sangre para producir orina, que elimina los productos de desecho y el exceso de líquidos. Sin embargo, en caso de anuria, los riñones ya no son capaces de realizar esta función, lo que provoca una acumulación de toxinas y líquidos en el organismo.

La anuria suele aparecer en las fases avanzadas de la insuficiencia renal aguda o crónica, o en casos de obstrucción de las vías urinarias. También puede desencadenarse por episodios de deshidratación grave, shock hemodinámico o afecciones como la glomerulonefritis. La ausencia de producción de orina es una señal crítica porque indica que el organismo ya no elimina sus productos de desecho y el exceso de líquidos, lo que aumenta rápidamente el riesgo de sobrecarga hídrica e intoxicación metabólica.

En la práctica, los auxiliares asistenciales deben vigilar de cerca la diuresis de los pacientes y ser capaces de reconocer la anuria. Un paciente que no produce orina durante varias horas o durante todo el día requiere una evaluación médica urgente. En estas situaciones, el uso de tratamientos sustitutivos, como la diálisis, se convierte en esencial para reemplazar la función renal deficiente y evitar complicaciones potencialmente mortales.

Hiperpotasemia: exceso de potasio en la sangre

La hiperpotasemia, o niveles elevados de potasio en la sangre, es una de las complicaciones más temidas en los pacientes que sufren insuficiencia renal. El potasio es un electrolito esencial para el funcionamiento de los músculos y el sistema nervioso, pero en exceso puede provocar graves alteraciones, sobre todo en el corazón. Normalmente, los riñones eliminan el exceso de potasio a través de la orina, pero cuando la función renal está deteriorada, el potasio se acumula en la sangre.

La hiperpotasemia puede ser asintomática al principio, pero cuando alcanza niveles peligrosos se manifiesta con signos clínicos como palpitaciones, debilidad muscular, hormigueo y alteraciones del ritmo cardiaco, que pueden evolucionar a arritmia grave y parada cardiaca. Esta complicación es especialmente frecuente en pacientes en diálisis o cuya dieta es rica en potasio (como la fruta, las verduras de hoja verde o las legumbres).

Para un auxiliar sanitario, la vigilancia de los riesgos de hiperpotasemia es esencial. Debe asegurarse de que los pacientes cumplen las restricciones dietéticas sobre el potasio, controlar los resultados de los análisis de sangre e informar inmediatamente de cualquier signo sospechoso, como cambios en la frecuencia cardiaca o calambres musculares. Cuando se detecta hiperpotasemia, es necesaria una intervención médica rápida, con tratamientos como calcio para proteger el corazón, resinas quelantes para eliminar el potasio o diálisis de urgencia.

- **La importancia de los análisis de sangre y orina**: comprensión de los resultados habituales (creatinina, urea, electrolitos).

Comprender los resultados de las pruebas de laboratorio habituales, como la creatinina, la urea y los electrolitos, es fundamental para el seguimiento de los pacientes con enfermedad renal. Estos parámetros biológicos proporcionan información valiosa sobre la función renal y el equilibrio interno del organismo. Para un auxiliar sanitario que trabaje en nefrología, conocer el significado de estos resultados ayuda a comprender mejor el estado clínico de los pacientes, anticipar posibles complicaciones y colaborar eficazmente con el equipo sanitario.

Creatinina: un indicador clave de la función renal

La creatinina es uno de los marcadores más utilizados para evaluar la función renal. Es un producto de desecho producido por el metabolismo muscular normal y normalmente es filtrado y eliminado por los riñones. El nivel de creatinina en sangre está directamente relacionado con la capacidad de los riñones para filtrar la sangre: cuanto más deteriorada está la función renal, más creatinina se acumula en la sangre.

En una persona sana, los riñones filtran la creatinina de forma eficaz, manteniendo los niveles en sangre bajos y constantes. Sin embargo, en pacientes con insuficiencia renal, los niveles de creatinina aumentan progresivamente, lo que refleja una reducción de la capacidad de los riñones para eliminar este producto de desecho. Por tanto, un nivel elevado de creatinina puede ser un signo de deterioro renal agudo o crónico.

La medición de la creatinina también se utiliza para calcular la tasa de filtración glomerular (TFG), un indicador clave de la función renal. Una TFG baja indica una insuficiencia renal avanzada, que a menudo requiere un tratamiento específico, como la diálisis. Es esencial que el cuidador entienda que unos valores altos de creatinina pueden requerir la adaptación de los cuidados, como una vigilancia más estrecha o ajustes de la medicación.

Urea: reflejo de la eliminación de residuos nitrogenados

La urea es otro marcador importante de la función renal. Se produce en el hígado durante el metabolismo de las proteínas y luego es eliminada por los riñones. Al igual que la creatinina, la urea es un producto de desecho que se acumula en la sangre cuando los riñones no funcionan correctamente. Sin embargo, la urea es un indicador menos específico de la función renal, ya que sus niveles también pueden verse influidos por otros factores, como la dieta (sobre todo una dieta rica en proteínas) o el estado de hidratación del paciente.

En la enfermedad renal crónica, el aumento de urea en la sangre, conocido como uremia, es señal de que los riñones ya no son capaces de eliminar eficazmente los residuos nitrogenados. Esto puede provocar una intoxicación progresiva del organismo, con síntomas como náuseas, vómitos, picores y fatiga intensa. En casos avanzadosla , uremia puede provocar complicaciones neurológicas o cardiovasculares.

Los cuidadores deben ser conscientes de que unos niveles elevados de urea pueden indicar la necesidad de un tratamiento urgente, incluida la diálisis para eliminar los residuos acumulados. También es importante estar atento a signos clínicos de uremia, como problemas digestivos o letargo, que deben comunicarse al equipo médico.

Electrolitos: mantener el equilibrio de agua y electrolitos

Los electrolitos, como el sodio, el potasio y el cloruro, son esenciales para el equilibrio hídrico, la transmisión nerviosa y la contracción muscular. Los riñones desempeñan un papel clave en la regulación de estos electrolitos, ajustando su concentración en la sangre en función de las necesidades del organismo. Cuando los riñones fallan, este equilibrio se altera, con consecuencias potencialmente graves.

El sodio es el electrolito más abundante en la sangre y desempeña un papel esencial en la regulación de la tensión arterial y el equilibrio hídrico. Una concentración anormal de sodio en la sangre puede ser un signo de desequilibrio de líquidos. Por ejemplo, la hiponatremia (bajo nivel de sodio) puede estar relacionada con una retención excesiva de agua, frecuente en pacientes con insuficiencia renal, mientras que la hipernatremia (alto nivel de sodio) puede indicar una deshidratación grave. Estos desequilibrios pueden provocar síntomas neurológicos como cefaleas, confusión o incluso convulsiones en casos extremos.

El potasio es otro electrolito esencial, que interviene principalmente en el funcionamiento de los músculos y el corazón. En la insuficiencia renal, los riñones ya no son capaces de excretar potasio correctamente, lo que puede provocar hiperpotasemia, un exceso de potasio en la sangre. La hiperpotasemia es especialmente peligrosa porque puede causar arritmias cardiacas potencialmente mortales. Los pacientes con hiperpotasemia pueden experimentar palpitaciones, debilidad muscular u hormigueo. Es crucial que el cuidador vigile estos signos y se asegure de que los pacientes respetan sus restricciones dietéticas de potasio.

El cloruro, otro electrolito regulado por los riñones, ayuda a mantener el equilibrio ácido-base. Los desequilibrios de cloruro pueden reflejar alteraciones del equilibrio electrolítico general o problemas respiratorios o metabólicos. La hipocloremia (bajo nivel de cloruro) puede acompañar a los desequilibrios de sodio, mientras que la hipercloremia (alto nivel de cloruro) suele asociarse a la acidosis metabólica, un desequilibrio ácido-base que se observa con frecuencia en pacientes con insuficiencia renal.

Interpretación y vigilancia clínica

Aunque estos resultados biológicos son analizados principalmente por médicos y enfermeras, los auxiliares asistenciales deben ser capaces de comprender su significado general y sus implicaciones para el paciente. Por ejemplo, los niveles anormales de creatinina, urea o electrolitos deben incitar a una vigilancia adicional en el seguimiento de los signos clínicos. Un paciente con hiperpotasemia puede desarrollar rápidamente complicaciones cardiacas, mientras que un aumento de la urea o la creatinina puede requerir un ajuste de los cuidados, como un ajuste del tratamiento diurético o un recurso más frecuente a la diálisis.

Es esencial un seguimiento cuidadoso de los signos clínicos asociados a estos resultados biológicos. El control periódico de la tensión arterial, el peso y la diuresis, así como la observación de síntomas como edemas, calambres musculares, náuseas o confusión mental, pueden ayudar a detectar a tiempo los desequilibrios y evitar complicaciones graves.

- **El papel del auxiliar de enfermería en la observación clínica**: observar los cambios sutiles en el estado del paciente.

Notar cambios sutiles en el estado de un paciente es una habilidad clave para cualquier profesional sanitario, y adquiere especial importancia en un servicio de nefrología, donde los pacientes se enfrentan a menudo a patologías crónicas complejas. Estos pequeños cambios, que pueden parecer insignificantes a primera vista, son a menudo signos precursores de un deterioro del estado clínico o de un desequilibrio metabólico. Para un auxiliar asistencial, observar y notificar estos cambios sutiles permite actuar con rapidez, prevenir complicaciones graves y ofrecer una asistencia óptima.

Vigilancia diaria en la observación del paciente

Es probable que los pacientes con enfermedad renal, ya sea en diálisis o en seguimiento por insuficiencia renal crónica, experimenten síntomas que evolucionan lenta y discretamente. Un ligero aumento de la fatiga, un cambio en el apetito o incluso una sutil variación en el color de la piel pueden pasar desapercibidos, pero pueden revelar importantes problemas subyacentes. Como cuidador, es esencial estar alerta a estos ligeros cambios, ya que a menudo son los primeros signos de que el estado del paciente está cambiando.

El seguimiento diario del paciente se basa en la observación continua y en profundidad de su aspecto físico, su comportamiento y sus reacciones. Por ejemplo, un paciente que de repente se vuelve más apático o menos interactivo puede indicar malestar, aumento de la fatiga o una complicación metabólica como la acumulación de toxinas. Una ligera hinchazón de piernas, manos o cara puede indicar retención de líquidos, un signo de insuficiencia cardiaca o sobrecarga de líquidos en pacientes en diálisis. Del mismo modo, variaciones discretas en el color de la piel, como palidez o ligera coloración amarillenta, pueden indicar un desequilibrio en la eliminación de toxinas o anemia.

Signos físicos a tener en cuenta

Una de las primeras responsabilidades de los cuidadores es observar cualquier cambio físico en el aspecto del paciente. Esto incluye cambios en la piel, como enrojecimiento, signos de deshidratación o erupciones. La textura de la piel también puede cambiar, volviéndose más seca o escamosa en pacientes con desequilibrios electrolíticos. Estos cambios pueden parecer menores, pero deben notificarse con prontitud, ya que pueden indicar una posible complicación, sobre todo en relación con la función renal.

El edema, por leve que sea, también debe observarse cuidadosamente. Si un paciente presenta una ligera hinchazón en los tobillos o los pies, esto puede indicar una retención de líquidos que no estaba presente en los días anteriores. Estos pequeños cambios son especialmente importantes en los pacientes en diálisis, en los que la gestión de los líquidos es crucial para evitar complicaciones cardiovasculares y pulmonares. Un sutil aumento de peso entre dos sesiones de diálisis también puede indicar una sobrecarga de líquidos, que obligue a ajustar el tratamiento.

Signos de comportamiento y emocionales

Además de los cambios físicos, los cambios conductuales o emocionales de un paciente pueden ser indicadores clave de su estado de salud. Un paciente normalmente alerta y comunicativo que se vuelve más cansado, irritable o confuso puede estar sufriendo una acumulación de toxinas en la sangre, un fenómeno frecuente en la insuficiencia renal avanzada. Síntomas como el letargo o episodios de confusión mental pueden indicar uremia (acumulación de urea) o encefalopatía urémica, que requieren un tratamiento rápido.

Otro ejemplo es la disminución del apetito, que suele ser un signo precoz de desequilibrios metabólicos. Si un paciente empieza a comer menos o se queja de náuseas, puede indicar una retención de residuos tóxicos en la sangre. Al observar este sutil cambio, el cuidador puede alertar del problema al personal de enfermería o a los médicos, que pueden comprobar si los parámetros biológicos, como la urea o la creatinina, están aumentando peligrosamente.

Control de las constantes vitales

Además de las observaciones físicas y de comportamiento, las constantes vitales constituyen un valioso indicador de cambios sutiles en el estado del paciente. Un ligero aumento de la tensión arterial puede indicar retención de líquidos o desequilibrio electrolítico, mientras que una hipotensión repentina puede señalar deshidratación o una complicación durante una sesión de diálisis.

También deben vigilarse atentamente las lecturas de temperatura. Una fiebre leve puede pasar desapercibida, pero puede ser un signo precoz de infección, sobre todo en pacientes con catéteres o fístulas. Por tanto, los cuidadores deben estar atentos y registrar cada fluctuación de temperatura, por leve que sea, porque una infección no tratada puede complicarse rápidamente en un paciente ya debilitado por la insuficiencia renal.

La importancia de la comunicación con el equipo asistencial

Aunque aparentemente sencillas, las observaciones de los auxiliares desempeñan un papel fundamental en la atención al paciente. De hecho, los auxiliares suelen pasar más tiempo con los pacientes y están en primera línea para observar cambios sutiles. Por lo tanto, la comunicación regular y eficaz con enfermeras y médicos es esencial para que esta información se tenga en cuenta en las decisiones clínicas.

Por ejemplo, si un asistente observa que el paciente está cada vez más cansado, tiene un ligero edema o una disminución de la diuresis, estas observaciones pueden conducir a una reevaluación de la gestión de líquidos o a ajustes en el tratamiento con diuréticos. Del mismo modo, una observación atenta de los hábitos alimentarios o de los cambios en el tratamiento del dolor puede ayudar a identificar complicaciones más rápidamente, lo que permite una intervención precoz.

Capítulo 5

Apoyo a los pacientes en diálisis

- **Comprender la diálisis: hemodiálisis y diálisis peritoneal**: principio, funcionamiento y diferencias.

Principio, función y diferencias son aspectos fundamentales que hay que comprender cuando se comparan distintos métodos o tecnologías, sobre todo en nefrología, donde estos conceptos se aplican a tratamientos como la hemodiálisis y la diálisis peritoneal. Entender estos conceptos no sólo permite comprender los fundamentos de los procedimientos médicos, sino también identificar por qué algunos tratamientos son más adecuados para determinados pacientes que otros.

Principio: la base teórica que guía un método

El principio de un tratamiento o tecnología se refiere al concepto o teoría en que se basa. En nefrología, el principio de la diálisis, por ejemplo, es sencillo: sustituir la función renal defectuosa eliminando los productos de desecho y el exceso de líquido de la sangre cuando los riñones ya no pueden hacerlo. Es un método de sustitución renal que reproduce artificialmente una de las principales funciones de los riñones: filtrar la sangre.

En la hemodiálisis, el principio se basa en el uso de una máquina que filtra la sangre a través de una membrana semipermeable para eliminar las toxinas, el exceso de sales y el agua. En la diálisis peritoneal, el principio es similar, pero en lugar de utilizar una máquina externa, es el peritoneo, una membrana natural situada en el abdomen, el que actúa como filtro. Ambos métodos comparten el mismo objetivo fundamental: purificar la sangre y mantener el equilibrio electrolítico, pero difieren en la forma de conseguirlo.

Operación: el proceso concreto que pone en práctica el principio

Cómo funciona un tratamiento explica cómo se aplica este principio en la práctica. En la hemodiálisis, la sangre del paciente se extrae del cuerpo mediante un dispositivo de acceso vascular,

74

como una fístula arteriovenosa, y se hace pasar por un dializador o "riñón artificial". Este dializador contiene una membrana semipermeable que permite que pequeñas moléculas (como la urea, el potasio y el exceso de líquido) pasen de la sangre a un líquido de diálisis al otro lado de la membrana. Tras la filtración, la sangre purificada se devuelve al organismo. Este proceso suele durar de 4 a 5 horas, tres veces por semana, en un centro de diálisis o en casa, según las capacidades del paciente y los protocolos médicos.

La diálisis peritoneal funciona de forma ligeramente distinta. En este caso, se implanta quirúrgicamente un catéter en la cavidad abdominal del paciente. A través de este catéter se introduce en el abdomen un líquido estéril, denominado dializado. El dializado entra en contacto con el peritoneo, que actúa como una membrana natural para filtrar los productos de desecho y el exceso de líquidos de la sangre. Al cabo de unas horas, este líquido que contiene toxinas se drena del abdomen y se sustituye por una nueva solución de diálisis. Este proceso requiere menos tiempo y puede realizarse en casa, ya sea manualmente varias veces al día (diálisis peritoneal ambulatoria) o automáticamente durante la noche (diálisis peritoneal automatizada).

Diferencias: variaciones entre métodos y su impacto en los pacientes

Las diferencias entre la hemodiálisis y la diálisis peritoneal se refieren principalmente al método utilizado, el entorno en el que se realiza, las necesidades del paciente y los riesgos asociados. Estas diferencias son importantes a la hora de elegir el tratamiento más adecuado para cada paciente, en función de su estilo de vida, estado de salud y preferencias personales.

La hemodiálisis es un método más invasivo debido a la necesidad de crear un acceso vascular y utilizar una máquina externa para filtrar la sangre. Suele realizarse en un centro de diálisis, bajo la supervisión de profesionales sanitarios, aunque algunos pacientes pueden someterse a ella en casa. Requiere una asistencia regular al centro, a menudo tres veces por semana, lo que puede ser restrictivo para los pacientes en términos de movilidad y flexibilidad de vida. La hemodiálisis también se asocia a cambios bruscos en el equilibrio de líquidos y electrolitos, lo que puede provocar efectos secundarios como calambres, hipotensión y dolores de cabeza.

En cambio, la diálisis peritoneal suele ser más suave y puede realizarse en casa, lo que ofrece mayor libertad y flexibilidad al paciente. La diálisis peritoneal es continua, lo que significa que los fluidos y las toxinas se gestionan de forma más estable, sin las fluctuaciones repentinas que a veces se observan con la hemodiálisis. Sin embargo, la diálisis peritoneal conlleva riesgos específicos, en particular infecciones del catéter o de la cavidad peritoneal (peritonitis), que pueden ser graves. Este método también es menos adecuado para pacientes que ya han sufrido varias operaciones abdominales o cuyo peritoneo no funciona correctamente.

Otra diferencia notable radica en la gestión del tiempo y la autonomía. La hemodiálisis, aunque eficaz, impone un ritmo rígido y requiere una infraestructura específica. La diálisis peritoneal, en cambio, permite a los pacientes ser más autónomos, al realizar sus tratamientos en casa, con la posibilidad de adaptar su horario en función de sus necesidades.

- **Preparación de un paciente para una sesión de diálisis**: tranquilización, comprobación del estado de la fístula, gestión del equipo.

En el marco de la gestión de los pacientes en hemodiálisis, tranquilizar al paciente, comprobar el estado de la fístula arteriovenosa y gestionar el equipo son pasos esenciales para garantizar la seguridad y eficacia del tratamiento y el bienestar del paciente. La hemodiálisis es un tratamiento regular, a menudo percibido como estresante por los pacientes debido a su carácter invasivo y a la dependencia que genera. Por lo tanto, el papel del asistente sanitario es vital para crear un entorno tranquilo, garantizar que el paciente y el equipo estén bien preparados y prevenir complicaciones.

Tranquilizar al paciente: crear un clima de confianza y serenidad

Para muchos pacientes, cada sesión de hemodiálisis puede ser una fuente de ansiedad, sobre todo porque implica el uso de un acceso vascular que puede parecer impresionante y potencialmente doloroso. Tranquilizar al paciente es, por tanto, un paso fundamental, tanto emocional como físicamente. Es esencial adoptar un enfoque empático, dedicar tiempo a escuchar las preocupaciones del paciente y responder a sus preguntas de forma clara y comprensiva. Un paciente tranquilo estará más relajado, lo que facilitará el tratamiento y hará que se sienta más cómodo durante la sesión.

El miedo al dolor o a las complicaciones de la fístula es una cuestión que plantean a menudo los pacientes. El asistente sanitario puede explicar, paso a paso, cómo se llevará a cabo el procedimiento, haciendo hincapié en las medidas adoptadas para minimizar las molestias y evitar riesgos. Este momento de diálogo ayuda a generar confianza y a reducir la ansiedad del paciente, lo que es especialmente importante para las personas que experimentan estas sesiones de forma repetida y a menudo agotadora.

Comprobación del estado de la fístula arteriovenosa: una medida de seguridad crucial

La fístula arteriovenosa, que conecta una arteria a una vena, es el acceso vascular preferido para la hemodiálisis por su fiabilidad y longevidad. Sin embargo, este acceso requiere una vigilancia constante, ya que pueden surgir complicaciones, como infecciones, trombosis o estenosis (estrechamiento de los vasos). Antes de cada sesión de diálisis, el asistente sanitario debe realizar una revisión exhaustiva de la fístula para asegurarse de que funciona correctamente.

La comprobación del estado de la fístula comienza con la observación visual: se trata de comprobar si hay signos de infección, como enrojecimiento, hinchazón o secreción inusual alrededor de la zona de acceso. A continuación, el asistente sanitario debe palpar suavemente la fístula para asegurarse de que se produce una vibración, denominada "thrill", que es señal de que el flujo sanguíneo es correcto. Si esta vibración está ausente o es anormal, puede indicar un problema de circulación sanguínea, y debe considerarse la intervención médica. La auscultación con estetoscopio también puede confirmar la presencia de un "ruido" (soplo), signo audible de un flujo sanguíneo normal a través de la fístula.

Un buen control de la fístula es esencial para prevenir complicaciones graves como la trombosis, que puede comprometer el acceso vascular y requerir una intervención quirúrgica urgente. Además, una fístula en mal estado puede hacer ineficaz la sesión de diálisis, lo que repercute directamente en la salud del paciente.

Gestión de equipos: garantizar una preparación rigurosa

La gestión del equipo es otra responsabilidad crucial del asistente sanitario cuando se prepara para una sesión de hemodiálisis. El buen funcionamiento de la diálisis depende de una organización meticulosa y una higiene rigurosa, ya que el riesgo de infección siempre está presente debido a la naturaleza invasiva del tratamiento.

La preparación del equipo comienza con la comprobación de la máquina de diálisis, que debe configurarse con precisión en función de los parámetros específicos de cada paciente (como la duración de la sesión, el volumen de líquido que debe extraerse y las tasas de filtración). El asistente sanitario debe asegurarse de que todo el material necesario esté esterilizado, especialmente las agujas utilizadas para insertar la fístula. El cumplimiento de los protocolos de desinfección es fundamental para evitar infecciones, en particular limpiando cuidadosamente la zona de acceso antes de colocar las agujas.

El manejo de las agujas utilizadas para pinchar la fístula es una tarea delicada, ya que una manipulación incorrecta puede causar dolor, hemorragias o daños en el acceso vascular. Las agujas deben colocarse con precisión para permitir un buen flujo sanguíneo a la máquina, sin traumatizar los vasos sanguíneos. El asistente sanitario también debe prestar mucha atención a la monitorización del paciente durante la sesión de diálisis: en caso de fuga de sangre o malestar, es necesaria una intervención rápida para ajustar el equipo o recolocar las agujas.

Después de la sesión, la gestión del equipo no se detiene. El asistente sanitario debe asegurarse de que todo esté correctamente desinfectado, de que las agujas usadas se eliminen de acuerdo con los protocolos de seguridad y de que la máquina esté limpia y lista para el siguiente uso. Una buena gestión del equipo no es sólo una cuestión de seguridad, sino también de eficacia, porque un error o defecto en el equipo puede comprometer el tratamiento del paciente.

- **Asistencia durante la sesión**: control de los parámetros vitales, prevención de complicaciones (hipotensión, calambres).

El control de los parámetros vitales y la prevención de complicaciones como la hipotensión y los calambres son aspectos esenciales de la gestión de los pacientes en hemodiálisis. Debido a su naturaleza invasiva y a su impacto directo en el equilibrio hídrico y electrolítico del organismo, la diálisis requiere una atención constante para garantizar la seguridad y el bienestar del paciente. El asistente sanitario desempeña un papel crucial en este seguimiento, observando los signos clínicos del paciente durante toda la sesión y actuando con rapidez para prevenir o gestionar las complicaciones.

Control de los parámetros vitales: control periódico para anticiparse a los riesgos

La monitorización de parámetros vitales como la tensión arterial, la frecuencia cardiaca y la temperatura es esencial para evaluar el estado del paciente durante una sesión de hemodiálisis. Cada paciente reacciona de forma diferente a la diálisis, dependiendo de su estado de salud, equilibrio de líquidos y condición cardiaca. Por lo tanto, es esencial controlar estos indicadores durante toda la sesión para detectar cualquier cambio sutil que pueda señalar un desequilibrio o una complicación.

La tensión arterial es probablemente el parámetro más importante que debe controlarse durante la diálisis. La rápida reducción del volumen sanguíneo debida a la eliminación de líquidos puede provocar un descenso de la tensión arterial (hipotensión). Antes de la sesión, se toma una lectura de la tensión arterial para evaluar el estado inicial del paciente y determinar si está preparado para comenzar la diálisis. Durante la sesión, se realizan mediciones periódicas de la tensión arterial, a menudo cada 15 o 30 minutos, para comprobar que el organismo tolera la eliminación de líquidos. Si la tensión baja repentinamente, pueden aparecer signos como mareos, náuseas o sudores fríos. En ese caso, el asistente sanitario debe intervenir rápidamente para ajustar la posición del paciente (tumbándolo con las piernas levantadas) o alertar al equipo médico para que reduzca la tasa de filtración o administre soluciones salinas.

También se vigila **la frecuencia cardiaca** para detectar signos de sobreesfuerzo del corazón, sobre todo en pacientes con antecedentes de cardiopatía. La taquicardia (un aumento rápido de la frecuencia cardiaca) puede indicar un sobreesfuerzo del corazón para compensar la presión arterial baja o la sobrecarga de líquidos, mientras que la bradicardia (una ralentización del corazón) podría indicar malestar vasovagal u otra complicación asociada a la hemodiálisis.

La temperatura es otro parámetro que hay que vigilar, aunque está menos directamente relacionado con la diálisis en sí. Sin embargo, un ligero aumento de la temperatura puede ser un signo precoz de infección, sobre todo si el paciente utiliza un catéter para la diálisis o si han penetrado bacterias a través del acceso vascular. Un control regular de la temperatura, sobre todo después de la sesión, permite detectar estos signos y actuar rápidamente para prevenir una posible sepsis.

Prevenir la hipotensión: anticiparse y reaccionar con rapidez

La hipotensión es una de las complicaciones más frecuentes de la hemodiálisis. Se produce cuando el organismo no se adapta a la rápida pérdida de líquido durante la sesión. Esta bajada de la tensión arterial puede provocar síntomas incómodos y a veces peligrosos, como mareos, náuseas, palidez o pérdida de conocimiento en los casos más graves.

Para prevenir esta complicación, el asistente sanitario no sólo debe controlar los parámetros vitales, sino también estar atento a los signos de alarma de la hipotensión. El **peso del paciente** antes de la sesión es un indicador clave: un aumento excesivo de peso entre dos sesiones de diálisis sugiere una acumulación excesiva de líquidos, lo que aumenta el riesgo de hipotensión cuando estos líquidos se eliminan rápidamente. Por lo tanto, el control del peso permite determinar la cantidad de líquido que debe eliminarse durante la sesión, un parámetro crucial para evitar una deshidratación excesiva.

El papel del asistente sanitario también consiste en garantizar que el paciente esté correctamente hidratado antes de la diálisis, sin sobrepasar los límites establecidos. También se pueden dar consejos sobre la gestión de la ingesta de líquidos entre sesiones para ayudar a prevenir una sobrecarga excesiva de líquidos, que a menudo es responsable de la hipotensión.

En caso de descenso de la tensión arterial durante la diálisis, el primer paso suele ser **cambiar la posición del paciente**, colocándolo en decúbito supino (tumbado boca arriba) con las piernas elevadas. Esto favorece el retorno venoso y puede ayudar a estabilizar la tensión arterial. Si persiste la hipotensión, puede administrarse una solución salina para restablecer el volumen sanguíneo.

Prevención de los calambres: gestión del equilibrio de líquidos y electrolitos

Los calambres musculares, sobre todo en las piernas, son otra complicación frecuente de la hemodiálisis. Suelen producirse como consecuencia de **una pérdida rápida de líquidos** o un desequilibrio electrolítico durante la filtración de la sangre. Cuando los músculos carecen de líquido o de ciertos electrolitos, como el sodio o el potasio, pueden contraerse involuntariamente, provocando un dolor intenso y molestias al paciente.

Para prevenir los calambres, es esencial controlar cuidadosamente **el equilibrio de líquidos**. Si se extrae demasiado líquido con demasiada rapidez, los músculos pueden deshidratarse, lo que aumenta el riesgo de calambres. Ajustando la tasa de filtración y procurando no sobrepasar el volumen de líquido a extraer, el asistente sanitario y el equipo médico pueden limitar este riesgo. **El control de los electrolitos** en la sangre antes de la sesión también es crucial para anticipar los desequilibrios y adaptar los tratamientos si es necesario.

Si un paciente experimenta calambres durante la sesión, una primera intervención consiste en ajustar la velocidad de la diálisis para reducir el ritmo de extracción de líquido. También pueden sugerirse ejercicios suaves de estiramiento para aliviar los músculos afectados. A veces, pueden recomendarse complementos alimenticios específicos o ajustes dietéticos para ayudar a mantener un mejor equilibrio electrolítico.

Capítulo 6

Nutrición e hidratación en pacientes nefrológicos

- **La importancia de la dieta en la insuficiencia renal**: una dieta baja en sodio, potasio y fósforo.

Una dieta baja en sodio, potasio y fósforo es una parte esencial del tratamiento de los pacientes con enfermedad renal. Cuando los riñones dejan de funcionar correctamente, ya no pueden eliminar eficazmente los excesos de estos minerales, lo que puede provocar graves desequilibrios en el organismo, afectando al corazón, los huesos y otros sistemas vitales. Adoptar una dieta de este tipo ayuda a limitar estos desequilibrios, reducir la progresión de la enfermedad renal y mejorar la calidad de vida de los pacientes. Sin embargo, este tipo de dieta requiere una vigilancia especial, tanto en lo que se refiere a la elección de los alimentos como a la cantidad consumida, ya que estos minerales se encuentran en muchos productos cotidianos.

Sodio: limitar la retención de agua y la hipertensión

El sodio, que se encuentra principalmente en la sal de mesa, desempeña un papel clave en la regulación del equilibrio hídrico y la presión arterial. Cuando los riñones fallan, su capacidad para eliminar sodio se ve mermada, lo que provoca una acumulación de sodio en el organismo. Esta acumulación provoca retención de agua, lo que agrava la hipertensión y el edema (hinchazón), y aumenta el riesgo de sobrecarga cardiaca. Por lo tanto, una dieta baja en sodio tiene como objetivo reducir el consumo de sal para prevenir estas complicaciones.

Los pacientes con enfermedad renal deben prestar especial atención a las **fuentes ocultas de sodio** en los alimentos procesados, como platos precocinados, embutidos, salsas industriales y aperitivos salados. Incluso los alimentos que no parecen salados pueden contener cantidades significativas de sodio, como los panes y cereales industriales. A menudo es aconsejable cocinar sin añadir sal, y sustituir los condimentos salados por especias, hierbas frescas o zumo de limón para añadir sabor sin aumentar la ingesta de sodio.

El cumplimiento de esta restricción es crucial, ya que una ingesta elevada de sodio puede empeorar rápidamente el estado de salud de un paciente renal, sobre todo si está en diálisis o padece insuficiencia cardiaca. Un dietista suele dar consejos dietéticos específicos para ayudar a los pacientes a identificar los alimentos ricos en sodio y a elegir los mejores.

Potasio: prevención de las complicaciones cardíacas

El potasio es un mineral esencial para la función muscular y nerviosa y, en particular, para regular los latidos del corazón. Sin embargo, en los pacientes con enfermedad renal, la incapacidad de los riñones para eliminar el exceso de potasio de la sangre puede provocar hiperpotasemia (niveles elevados de potasio), que es peligrosa porque puede causar problemas del ritmo cardíaco e incluso un paro cardíaco.

Para prevenir estas complicaciones, los pacientes deben seguir una **dieta** baja en potasio, limitando el consumo de alimentos naturalmente ricos en este mineral. Entre estos alimentos se encuentran muchas frutas y verduras, como los plátanos, las naranjas, las patatas, los tomates y las espinacas. Esto puede hacer que seguir esta dieta sea especialmente restrictivo, ya que estos alimentos suelen considerarse saludables, pero resultan perjudiciales para los enfermos renales cuando se consumen en exceso.

Sin embargo, los métodos de preparación de los alimentos pueden ayudar a reducir los niveles de potasio. Por ejemplo, es aconsejable **hervir las verduras** (como las patatas o las zanahorias) y desechar el agua de cocción, ya que parte del potasio se elimina en el agua. Algunas frutas pueden sustituirse por opciones bajas en potasio, como manzanas, bayas o peras. El consejo de un dietista es esencial para garantizar una ingesta nutricional adecuada y evitar al mismo tiempo el riesgo de hiperpotasemia.

Fósforo: mantiene sanos los huesos y los vasos sanguíneos

El fósforo es un mineral necesario para la salud de huesos y dientes, pero cuando los riñones no pueden eliminarlo correctamente, se acumula en la sangre, dando lugar a niveles anormales de calcio y fósforo. Este desequilibrio puede provocar depósitos de calcio en vasos sanguíneos, articulaciones y órganos, aumentando el riesgo de enfermedades cardiovasculares, dolor articular y osteodistrofia renal (huesos frágiles).

Para evitar estas complicaciones, se recomienda una **dieta baja en fósforo**, que consiste en reducir el consumo de ciertos alimentos ricos en fósforo, como los productos lácteos (leche, queso), las carnes procesadas, los pescados grasos, los frutos secos, las legumbres y las bebidas a base de cola. Estos alimentos suelen ser ricos en proteínas, lo que puede dificultar el equilibrio entre las necesidades nutricionales del paciente y la necesidad de limitar el fósforo.

Los pacientes también deben ser conscientes de los **aditivos alimentarios** ricos en fósforo, que suelen encontrarse en alimentos procesados y refrescos. Estos aditivos se utilizan generalmente como conservantes o para mejorar la textura de los productos, pero pueden aumentar considerablemente la ingesta de fósforo sin que esto sea inmediatamente visible en las etiquetas.

Además de seguir una dieta baja en fósforo, a los pacientes se les pueden recetar **aglutinantes del fósforo**, fármacos que se unen al fósforo en los intestinos y evitan que se absorba en el torrente sanguíneo. Estos fármacos deben tomarse con las comidas para que sean eficaces. El control del fósforo es especialmente importante para preservar la salud ósea a largo plazo y prevenir la calcificación vascular.

- **Implicación del asistente en el control de la alimentación**: adaptación de las bandejas de comida, control de la ingesta de agua.

El ajuste de los planes alimentarios y el control de la ingesta de líquidos son dos elementos cruciales en el tratamiento de los pacientes que padecen una enfermedad renal. Estos ajustes dietéticos tienen por objeto prevenir las complicaciones relacionadas con los desequilibrios minerales y de líquidos, teniendo en cuenta al mismo tiempo las restricciones específicas de cada paciente. Es esencial que el asistente sanitario comprenda los principios que rigen estos ajustes y que controle rigurosamente la dieta y el consumo de agua del paciente, en colaboración con el equipo médico y los dietistas.

Adaptar las bandejas de comida: cumplir los requisitos nutricionales respetando las restricciones

Adaptar las bandejas de comida a los pacientes que padecen insuficiencia renal es esencial para garantizar una dieta equilibrada respetando las numerosas restricciones dietéticas que acompañan a este tipo de patología. Los pacientes que sufren insuficiencia renal a menudo tienen que seguir dietas específicas, bajas en sodio, potasio, fósforo y, a veces, proteínas, en función de la evolución de su enfermedad. Adaptar las comidas no sólo significa reducir o eliminar determinados alimentos, sino también garantizar que las comidas sean apetitosas y variadas, para animar a los pacientes a comer lo suficiente a pesar de las restricciones.

En una dieta **baja en sodio**, por ejemplo, es fundamental evitar los alimentos ricos en sal, como los embutidos, los platos precocinados, las conservas y los condimentos industriales. En su lugar, las comidas deben prepararse con ingredientes frescos, utilizando hierbas, especias suaves y alternativas sin sal para realzar el sabor. También deben limitarse los alimentos ricos en **potasio**, como los plátanos, las patatas o los tomates, y puede ser necesario utilizar técnicas culinarias específicas, como hervir las verduras y desechar el agua de cocción para reducir su contenido en potasio.

Además, a la hora de adaptar las bandejas de comida, hay que tener en cuenta la limitación de **fósforo**, un mineral presente en los productos lácteos, las carnes procesadas, los pescados grasos y muchos alimentos procesados. Sustituir estos productos por alimentos bajos en fósforo, como algunos tipos de frutas y verduras, y añadir proteínas de alta calidad en cantidades controladas (como claras de huevo o carnes magras), permite satisfacer las necesidades nutricionales sin sobrecargar los riñones.

Por último, no hay que olvidar el aspecto psicológico. Es importante que las comidas sigan siendo atractivas y variadas, a pesar de las restricciones, para animar a los pacientes a comer bien. Las comidas monótonas o insípidas pueden desanimar a los pacientes y provocar desnutrición, un problema frecuente entre las personas con enfermedades crónicas. El apoyo de un dietista suele ser esencial para diseñar comidas que combinen placer y salud, respetando los límites impuestos por la enfermedad.

Controlar la ingesta de agua: un delicado equilibrio para evitar la sobrecarga o la deshidratación

El control de la ingesta de líquidos en pacientes con enfermedad renal es un reto constante, sobre todo en aquellos con insuficiencia renal avanzada o en diálisis. Los riñones ya no son capaces de eliminar eficazmente el exceso de líquido, lo que puede provocar una acumulación de agua en el organismo, causar edemas, hipertensión y complicaciones cardíacas o pulmonares. Para evitar estas complicaciones, es esencial limitar la ingesta de agua, asegurándose al mismo tiempo de que los pacientes no sufren deshidratación.

La **cantidad de líquido** permitida al día depende del estado del paciente y de la cantidad de orina producida. Para algunos pacientes en diálisis, la ingesta puede limitarse a entre 500 y

1.000 mililitros al día, dependiendo de la cantidad de líquido residual que puedan eliminar sus riñones. Esto incluye no sólo el agua y las bebidas, sino también los líquidos contenidos en alimentos como sopas, frutas jugosas (como melones o naranjas) y helados. Es necesario controlar estrictamente estas ingestas para evitar la sobrecarga de líquidos, que puede provocar complicaciones graves como edema pulmonar o insuficiencia cardiaca.

Por lo tanto, el cuidador debe asegurarse de que la cantidad de líquido consumido esté estrictamente controlada. Esto incluye asegurarse de que el paciente cumple las recomendaciones de consumo diario, proporcionándole pequeñas cantidades de agua con regularidad en lugar de grandes cantidades de una sola vez, para repartir la ingesta de agua de forma más uniforme a lo largo del día. Consejos como el uso de vasos o tazas pequeños también pueden ayudar a evitar un consumo excesivo. Además, es fundamental explicar al paciente las razones de estas restricciones, para obtener su apoyo y evitar las frustraciones asociadas a la sed, que pueden ser intensas.

En algunos casos, **controlar la sed** puede ser un verdadero reto, sobre todo para los pacientes que experimentan una sed excesiva como consecuencia de su dieta o de la medicación que están tomando. Para ayudar a controlar esta sensación, se pueden sugerir alternativas como masticar cubitos de hielo, enjuagarse la boca con agua fría sin tragarla o comer fruta rica en agua pero baja en potasio, como manzanas o peras en pequeñas cantidades.

El control del peso es otro método clave para controlar el equilibrio de líquidos del paciente. Un aumento rápido de peso entre las sesiones de diálisis suele ser un signo de retención de líquidos. Todos los días debe medirse el peso del paciente, idealmente a la misma hora, para comprobar que no está aumentando excesivamente de peso debido a una sobrecarga de agua. Un aumento repentino de peso debe comunicarse al equipo médico, ya que puede indicar que la ingesta de agua es demasiado elevada o que la diálisis no es suficientemente eficaz.

- **Apoyo a la hidratación controlada**: Cálculo y seguimiento del balance de líquidos según prescripción.

El cálculo y la monitorización del balance de líquidos según lo prescrito son pasos esenciales en el tratamiento de los pacientes con enfermedad renal, en particular los que padecen insuficiencia renal aguda o crónica avanzada. Estos pacientes tienen una capacidad reducida para eliminar líquidos, lo que puede conducir a una acumulación de agua en el organismo, causando edema, hipertensión y otras complicaciones graves como edema pulmonar o insuficiencia cardiaca. El control del equilibrio hídrico consiste en comparar la ingesta y la pérdida de líquidos (sobre todo la diuresis) para mantener un equilibrio óptimo y evitar así la sobrecarga de líquidos o la deshidratación. El cumplimiento de las prescripciones médicas es crucial para garantizar una gestión eficaz de los líquidos.

Cálculo del balance hídrico: comprender el concepto y su importancia

El balance de líquidos es la diferencia entre la ingesta y la pérdida de líquidos. Se utiliza para evaluar si el paciente está eliminando suficientes líquidos para compensar los consumidos. En los pacientes con insuficiencia renal, los riñones ya no son capaces de eliminar eficazmente el exceso de líquido, lo que puede provocar retención de líquidos. A la inversa, una eliminación excesiva sin una ingesta suficiente puede conducir a la deshidratación. Por lo tanto, la vigilancia de este equilibrio es esencial para ajustar los cuidados y evitar desequilibrios peligrosos.

Para calcular el balance de líquidos, primero hay que contabilizar **la ingesta de líquidos**, que incluye no sólo el agua y las bebidas consumidas, sino también los líquidos presentes en los alimentos (como las sopas y las frutas ricas en agua) y los administrados por vía intravenosa (infusiones). A continuación, es necesario medir **las pérdidas de líquidos**, principalmente la diuresis (cantidad de orina producida), pero también otras pérdidas menos visibles, como los vómitos, la diarrea o incluso las pérdidas insensibles ligadas a la sudoración y la respiración.

El balance hídrico se calcula de forma muy sencilla: las pérdidas del organismo se restan de su ingesta de agua. Un **balance hídrico positivo** significa que el paciente acumula más líquido del que elimina, lo que puede provocar una sobrecarga de líquidos. Por el contrario, un **balance hídrico negativo** significa que se pierde más de lo que se ingiere, lo que puede conducir a la deshidratación.

Control de la ingesta de líquidos: cumplimiento de las prescripciones médicas

En los enfermos renales, la ingesta de agua suele limitarse estrictamente en función de la capacidad residual de los riñones para eliminarla. Las prescripciones médicas varían según el volumen de orina producido (si lo hay), el estado general del paciente y su nivel de actividad. Por ejemplo, un paciente en diálisis puede verse limitado a una ingesta de agua de 500 a 1000 mililitros al día, incluyendo agua, bebidas y alimentos líquidos.

El auxiliar de enfermería desempeña un papel esencial en el **control riguroso de la ingesta de líquidos**. Deben asegurarse de que el paciente no sobrepasa la cantidad de líquido prescrita, aunque la sensación de sed sea intensa, lo que puede resultar difícil de gestionar para los pacientes. Esto significa contar meticulosamente cada vaso de agua, cada taza de café y cada ración de sopa, y registrarlos para no sobrepasar el límite establecido. Pequeños trucos, como ofrecer masticar cubitos de hielo o utilizar vasos pequeños para repartir la ingesta, pueden ayudar a garantizar que se respetan estas restricciones sin causar demasiada frustración al paciente.

Control de la pérdida de agua: medición y registro de la diuresis

La medición de **la diuresis** (producción de orina) es el principal método para controlar la pérdida de agua. En los enfermos renales, la cantidad de orina producida puede ser muy baja (oliguria) o incluso inexistente (anuria), lo que refleja la gravedad de la insuficiencia renal. La diuresis se mide durante un período de 24 horas para obtener una evaluación precisa. Se recoge cada micción y se mide con precisión para calcular la cantidad total de orina producida durante el día.

Cuando el paciente está en diálisis, también es importante medir la cantidad de líquido eliminado por la máquina durante la sesión. Esto forma parte de la **pérdida de líquidos**, y esta información es crucial para ajustar la ingesta de líquidos entre sesiones. Si la diálisis ha eliminado una gran cantidad de líquido, a veces se puede aumentar ligeramente la ingesta de líquidos bajo supervisión médica, pero hay que evitar cualquier desequilibrio.

También deben registrarse otras pérdidas, como los vómitos o la diarrea, ya que pueden provocar pérdidas importantes de agua y electrolitos. El cuidador debe vigilar cualquier episodio de vómitos o diarrea y registrar la cantidad aproximada de líquido perdido.

Adaptar los cuidados en función del balance hídrico

Una vez calculado el balance de líquidos, es importante analizarlo a la luz del estado del paciente y de los objetivos terapéuticos. Un **balance de líquidos positivo** puede indicar una sobrecarga de líquidos, manifestada por síntomas como edema (hinchazón), dificultad respiratoria o aumento rápido de peso. En este caso, suelen ser necesarias medidas correctoras, como reducir la ingesta de líquidos, ajustar el tratamiento diurético o una sesión de diálisis para eliminar el exceso de líquido.

Por el contrario, un **balance negativo de** líquidos puede ser un signo de deshidratación. Los síntomas incluyen sequedad de boca, tensión arterial baja, aumento de la fatiga y, a veces, mareos. En este caso, es necesario reevaluar la ingesta de líquidos para rehidratar al paciente de forma controlada.

Al registrar con precisión la ingesta y la salida, e informar de cualquier anomalía al equipo médico, el auxiliar de enfermería desempeña un papel clave en la adaptación de los cuidados. Un seguimiento atento permite reaccionar rápidamente ante los primeros signos de sobrecarga o deshidratación, evitando así complicaciones graves como edemas pulmonares o insuficiencias cardiacas, que constituyen riesgos importantes para los enfermos renales.

Capítulo 7

Apoyo psicológico a los pacientes nefrológicos

- **El impacto psicológico de la enfermedad renal**: estrés, ansiedad, depresión.

El estrés, la ansiedad y la depresión son reacciones psicológicas frecuentes en pacientes con enfermedades crónicas como la insuficiencia renal. Estas emociones se derivan de la incertidumbre, las limitaciones del tratamiento y los cambios radicales en el estilo de vida. La vida cotidiana de estos pacientes suele estar salpicada de sesiones de diálisis, dietas restrictivas y una preocupación constante por la evolución de su enfermedad. Comprender y gestionar estos aspectos psicológicos es esencial, ya que el bienestar mental influye directamente en la gestión de la enfermedad y en la calidad de vida.

Estrés: la presión diaria del tratamiento y la incertidumbre

El estrés suele estar relacionado con la gestión de las limitaciones físicas y emocionales impuestas por la enfermedad renal. El tratamiento, en particular la diálisis, exige una disciplina estricta, visitas periódicas al hospital y un estricto cumplimiento de las restricciones dietéticas e hídricas. Esto supone una presión constante para el paciente, que no sólo debe adaptarse a estas exigencias, sino también hacer frente a los posibles efectos secundarios del tratamiento, como la fatiga, los calambres y la tensión baja.

El estrés también puede derivarse de la incertidumbre sobre la evolución de la enfermedad. Los pacientes se enfrentan a menudo a la ansiedad de no saber si su estado se estabilizará o empeorará, o si algún día tendrán que plantearse un trasplante. Esta sensación de imprevisibilidad crea una tensión constante, y cada nuevo análisis o consulta se convierte en una fuente de estrés. Algunos pacientes también sienten presión social, ya que tienen que ajustar sus actividades cotidianas, profesionales o familiares a las exigencias de su tratamiento.

Controlar el estrés es crucial para mantener el equilibrio emocional. Es importante que los cuidadores reconozcan los signos de estrés, como el cansancio excesivo, la irritabilidad o los problemas de sueño, y ofrezcan apoyo, ya sea mediante conversaciones tranquilizadoras, el uso de técnicas de relajación o la derivación a un psicólogo.

Ansiedad: el miedo constante al deterioro de la salud

La ansiedad, en cambio, va más allá del estrés cotidiano. Es una forma más profunda y persistente de preocupación, a menudo asociada a miedos irracionales o exagerados. En los enfermos renales, esta ansiedad puede adoptar la forma de un miedo constante a que su salud se deteriore, a la posibilidad de una complicación repentina o a no poder optar a un trasplante. Este temor se ve alimentado por la naturaleza crónica e incurable de la insuficiencia renal, que pone a los pacientes en un estado de vigilancia constante, temiendo siempre lo peor.

Las propias sesiones de diálisis pueden ser una fuente de ansiedad. Para algunos pacientes, la idea de depender de una máquina para sobrevivir es profundamente angustiosa. Otros temen posibles complicaciones durante la diálisis, como presión arterial baja o calambres, o posibles infecciones relacionadas con el acceso vascular. A esto se añade el miedo a perder más autonomía, a tener que limitar aún más sus actividades o interacciones sociales.

La ansiedad se manifiesta a través de síntomas físicos como palpitaciones, temblores, sudoración excesiva y, a veces, ataques de pánico. Psicológicamente, los pacientes pueden sentirse nerviosos, tensos o incapaces de relajarse. Por lo tanto, es esencial ofrecer apoyo emocional para aliviar estas ansiedades. Los cuidadores, en particular los auxiliares de enfermería que están en contacto directo y regular con los pacientes, desempeñan un papel fundamental para crear un clima de confianza y responder con empatía a las preguntas y preocupaciones. En ocasiones, puede ser necesario un seguimiento psicológico o psiquiátrico, con la ayuda de un profesional especializado en el tratamiento de la ansiedad.

Depresión: pérdida de sentido y sentimientos de impotencia

La depresión suele ser el resultado de la fatiga mental acumulada ante una enfermedad crónica. En los enfermos renales, la depresión suele aparecer cuando la enfermedad se vive como una carga insuperable. La idea de vivir con una enfermedad grave que requiere tratamiento de por vida puede provocar una profunda sensación de desesperación y desánimo. Los pacientes pueden sentir que ya no tienen ningún control sobre sus vidas, que están atrapados en una espiral de cuidados y limitaciones.

Este sentimiento de impotencia se ve exacerbado por la dependencia de la diálisis o los cuidados médicos constantes. Algunos pacientes se deprimen al pensar que nunca podrán recuperar su independencia o llevar la vida que tenían antes de la enfermedad. La depresión en estos pacientes puede manifestarse como retraimiento, pérdida de interés por actividades que antes disfrutaban, falta de apetito, trastornos del sueño e incluso pensamientos suicidas.

La depresión, si no se trata, puede tener un impacto directo en la adherencia al tratamiento. Un paciente deprimido puede descuidar sus cuidados, dejar de seguir su dieta o faltar a las sesiones de diálisis, lo que puede empeorar su estado de salud. Por lo tanto, es vital que los cuidadores estén alerta a los signos de depresión, como la apatía, la tristeza permanente o la falta de interés por la interacción social. La depresión suele requerir una atención multidisciplinar, que combina apoyo psicológico, posiblemente medicación, y un seguimiento regular por parte de los profesionales sanitarios.

- **Apoyo a pacientes con fatiga crónica**: técnicas de escucha y apoyo.

Las técnicas de escucha y coaching son esenciales para prestar un apoyo eficaz y atento a los pacientes, sobre todo en nefrología, donde la atención suele ir más allá de lo médico e incluir apoyo emocional. Los pacientes con enfermedad renal crónica se enfrentan a tratamientos pesados, como la diálisis, así como a cambios importantes en su estilo de vida. Pueden experimentar ansiedad, estrés y sentimientos de incertidumbre o soledad. Por estas razones, saber escuchar activamente y apoyar a los pacientes con empatía y respeto es crucial para promover su bienestar psicológico, a la vez que les facilita cumplir con su tratamiento.

Escucha activa: estar plenamente presente para el paciente

La escucha activa es una técnica fundamental en la asistencia al paciente. Consiste en prestar atención a lo que expresa el paciente, no sólo a través de sus palabras, sino también de su comportamiento, tono de voz y emociones. La escucha activa va más allá de la audición pasiva; implica una actitud atenta, una postura abierta y respuestas que muestren al paciente que se le escucha y se le comprende.

Estar **plenamente presente** para el paciente es el primer paso hacia la escucha activa. Esto significa evitar distracciones, como consultar documentos o interrumpir la conversación. Es importante mantener un contacto visual amistoso y adoptar una postura no crítica que invite a la confianza. Este enfoque ayuda a crear un clima de confianza, en el que los pacientes se sienten seguros para expresar sus preocupaciones, temores o dudas sin miedo a ser malinterpretados o ignorados.

Las técnicas específicas de escucha activa incluyen gestos sencillos pero contundentes, como **asentir con la cabeza para** mostrar que se está siguiendo lo que dice el paciente, o **respuestas verbales breves** como "ya veo" o "entiendo", que confirman que el cuidador está prestando atención. Hacer **preguntas abiertas** anima al paciente a expresarse con mayor plenitud y nos ayuda a hacernos una mejor idea de lo que realmente siente. Por ejemplo, en lugar de hacer una pregunta cerrada como "¿Cómo está?", es más eficaz preguntar: "¿Cómo se siente hoy con su tratamiento?". Esto invita al paciente a reflexionar y compartir sentimientos más profundos.

Empatía: comprender las emociones del paciente

La empatía es la clave del éxito de la asistencia. Es la capacidad de ponerse en el lugar del paciente, de comprender sus emociones y su sufrimiento, sin sentirse abrumado por ellos. En nefrología, los pacientes se enfrentan a tratamientos agotadores y a incertidumbres sobre su futuro, lo que puede generar ansiedad, estrés e incluso ira. Mostrar empatía ayuda a aligerar esta carga emocional reconociendo y validando los sentimientos del paciente.

Una respuesta empática no consiste simplemente en decir "lo entiendo", sino en reformular lo que el paciente está diciendo para mostrarle que sus emociones son legítimas. Por ejemplo, si un paciente confiesa que se siente agotado y desanimado por la diálisis, una respuesta empática podría ser: "Veo que las sesiones de diálisis son muy duras para usted, debe ser difícil llevarlas cada semana". Esta reformulación no sólo muestra al paciente que se escuchan sus emociones, sino que también le anima a seguir expresando cómo se siente, reforzando el vínculo de confianza.

La empatía también se demuestra a través de **gestos físicos** sencillos pero significativos, como una mano apoyada suavemente en el hombro del paciente o una sonrisa amable, que reconfortan sin necesidad de palabras. Estos pequeños gestos humanizan la relación cuidador-paciente y demuestran que el profesional no sólo está ahí para tratar la enfermedad, sino también para apoyar a la persona en su conjunto.

Validar las emociones: reconocer sin juzgar

Una de las técnicas clave del apoyo es la **validación de las emociones**. Se trata de reconocer los sentimientos del paciente sin minimizarlos ni juzgarlos. Con demasiada frecuencia, ante la angustia o la frustración de los pacientes, los cuidadores pueden caer en la tentación de tranquilizar demasiado rápido o racionalizar las emociones ("No te preocupes, todo irá bien"). Sin embargo, esto puede dar a los pacientes la impresión de que no se toman en serio sus sentimientos.

En cambio, validar las emociones del paciente significa acogerlas **sin juzgarlas**, ya sean de tristeza, enfado o preocupación. Por ejemplo, si un paciente expresa frustración porque se siente dependiente de la diálisis, en lugar de responder inmediatamente con consejos o soluciones, es importante reconocer primero este sentimiento: "Entiendo que esta dependencia de la diálisis puede ser frustrante, es un gran ajuste por el que hay que pasar a diario". Esto demuestra al paciente que sus sentimientos son normales y que sus emociones son legítimas.

Validar las emociones no resuelve el problema, pero a menudo calma la mente del paciente al hacerle sentir comprendido y apoyado, lo que puede bastar para reducir parte de su ansiedad.

Apoyar sin dirigir: fomentar la autonomía

El apoyo no siempre significa ofrecer soluciones o respuestas. A menudo significa **guiar sin dirigir**, es decir, animar a los pacientes a encontrar sus propias soluciones y tomar decisiones sobre su salud. Esto es especialmente importante en el caso de enfermedades crónicas como la insuficiencia renal, en las que los pacientes deben aprender a gestionar su tratamiento a largo plazo y adaptarse a nuevas limitaciones.

Fomentar la autonomía significa formular preguntas abiertas que animen a los pacientes a pensar en sus propios recursos y opciones. Por ejemplo, en lugar de decirle a un paciente lo que tiene que hacer ante una dificultad, podemos preguntarle: "¿Qué soluciones podrían ayudarle a controlar mejor su fatiga después de las sesiones de diálisis?" Esto permite a los pacientes implicarse activamente en sus cuidados y refuerza su sensación de control sobre su enfermedad.

También es importante ayudar a los pacientes a tomar decisiones sin abrumarlos con información técnica u opciones complejas. El cuidador puede, por ejemplo, sugerir opciones sencillas y bien explicadas, guiando al paciente hacia soluciones que respeten sus preferencias y capacidades.

Apoyo emocional: estar ahí a largo plazo

Por último, el apoyo no se limita a un momento concreto, sino que es un proceso a largo plazo. Los pacientes con enfermedades crónicas pasan por **altibajos emocionales,** y es importante que el cuidador esté disponible no sólo en momentos de crisis, sino también a diario. Esto significa **supervisar regularmente** el progreso emocional del paciente, comprobar cómo se siente y asegurarse de que no se siente aislado o abandonado.

La vigilancia emocional ayuda a detectar los primeros signos de depresión o ansiedad, y a intervenir antes de que estos problemas sean demasiado graves. Un simple "¿Cómo se siente hoy?" o "¿Hay algo que le preocupe en este momento?" puede abrir la puerta a conversaciones importantes y dar al paciente un espacio para expresar sus preocupaciones.

- **La relación de ayuda al final de la vida o a la espera de un trasplante**: apoyo ético y emocional.

El apoyo ético y emocional es un componente esencial de la atención nefrológica, donde la dimensión humana es tan importante como la atención médica. Los pacientes con enfermedad renal crónica o terminal se enfrentan a retos considerables, tanto físicos como emocionales. El sufrimiento asociado a la pérdida gradual de autonomía, la dependencia de tratamientos como la diálisis y la incertidumbre sobre el futuro suelen generar una profunda ansiedad. El apoyo en este contexto no se limita al simple tratamiento de los síntomas médicos, sino que también implica apoyo emocional y la consideración de valores éticos que respeten la dignidad y las elecciones del paciente.

Apoyo ético: respetar la dignidad y las decisiones de los pacientes

El apoyo ético se basa en principios fundamentales cuyo objetivo es respetar la dignidad, la autonomía y los derechos de los pacientes. En la asistencia nefrológica, estos principios son esenciales, ya que los pacientes se enfrentan a menudo a decisiones difíciles sobre su tratamiento, incluida la hemodiálisis, la diálisis peritoneal o, en algunos casos, la retirada de la asistencia. Como cuidador, es crucial garantizar que cada paciente sea tratado con respeto y que sus decisiones se tengan en cuenta, incluso cuando puedan parecer contrarias a las expectativas médicas.

La autonomía del paciente está en el centro de la ética asistencial. Esto significa que toda persona tiene derecho a participar activamente en las decisiones relativas a su tratamiento y su salud. En situaciones en las que el paciente tiene que elegir entre diferentes opciones terapéuticas, como continuar con la diálisis u optar por los cuidados paliativos, el papel del cuidador es proporcionar información clara y objetiva, respetando al mismo tiempo las decisiones personales del paciente. Es vital evitar cualquier forma de presión o juicio, y permitir que el paciente tome decisiones informadas, en consonancia con sus valores y su concepción de la calidad de vida.

Otro aspecto de la ética asistencial es la confidencialidad y el respeto a la intimidad. En un departamento tan personal como el de nefrología, donde los pacientes comparten a menudo información íntima sobre su salud, es esencial que los cuidadores se ocupen de proteger esta información y mantener una relación de confianza. Todos los intercambios deben ser confidenciales, garantizando a los pacientes que su información médica se trata con el máximo cuidado y sólo se comparte con las personas directamente implicadas en su atención.

Por último, el apoyo ético también implica tener en cuenta los **límites de la intervención médica**. Algunos pacientes, en particular los que se encuentran al final de la vida o padecen insuficiencia renal terminal, pueden rechazar un tratamiento que consideran demasiado restrictivo o poco beneficioso. Respetar esta decisión, aunque vaya en contra de los objetivos terapéuticos, es un acto de apoyo ético. Significa aceptar que a veces la comodidad, la calidad de vida y los deseos personales tienen prioridad sobre la prolongación de la vida a toda costa. En este contexto, los cuidadores deben velar por que los cuidados sigan centrados en el paciente, escuchando sus necesidades y fomentando conversaciones abiertas sobre sus expectativas y deseos para el futuro.

Apoyo emocional: apoyo empático y personalizado

El apoyo emocional es tan importante como el aspecto ético, porque proporciona a los pacientes un apoyo humano y empático ante las pruebas que están atravesando. La enfermedad renal crónica se experimenta a menudo como una pérdida progresiva de control sobre el propio cuerpo y la propia vida, lo que genera sentimientos de frustración, ansiedad y, a veces, depresión. Los cuidadores deben ser capaces de reconocer estas emociones y afrontarlas, con el fin de mejorar el bienestar psicológico del paciente.

El primer paso en el apoyo emocional es **escuchar activamente** al paciente. Como ya se ha dicho, la escucha activa es una técnica que consiste en estar plenamente presente para el paciente, escuchar sin juzgar y permitirle expresar libremente sus miedos, dudas y sufrimientos. Muchos pacientes, especialmente los sometidos a tratamientos invasivos como la diálisis, sienten un profundo aislamiento e impotencia. Por eso es esencial ofrecerles un espacio seguro donde puedan confiar y compartir sus sentimientos sin miedo a ser malinterpretados o minimizados.

En segundo lugar, el apoyo emocional debe dirigirse a **calmar las ansiedades** asociadas a la enfermedad y su tratamiento. Los pacientes pueden sentir ansiedad existencial por la cronicidad de su enfermedad, temiendo no recuperar nunca su calidad de vida anterior o ser una carga para sus seres queridos. Los cuidadores pueden desempeñar un papel tranquilizador explicando el curso del tratamiento, respondiendo pacientemente a las preguntas y ofreciendo un apoyo emocional constante. También es útil animar a los pacientes a mantenerse activos e implicados en su propio tratamiento, lo que puede devolverles la sensación de control y reducir su ansiedad.

El apoyo emocional no se limita a escuchar o calmar los miedos; también incluye animar a mantener cierto optimismo y **reforzar la autoestima**. La enfermedad renal puede afectar profundamente a la autopercepción del paciente, debido a la fatiga crónica, las restricciones dietéticas o las limitaciones físicas impuestas por el tratamiento. Es importante reconocer estas dificultades y, al mismo tiempo, hacer hincapié en los aspectos positivos, reconocer los esfuerzos que hacen los pacientes para controlar su enfermedad y animarles a mantener sus objetivos, por modestos que sean, en su vida cotidiana.

Los cuidadores también pueden apoyar a los pacientes en **actividades que favorezcan su bienestar emocional**, ya sean actividades sociales, actividades de ocio adaptadas o momentos de relajación. Proponer soluciones como la meditación, la relajación guiada o incluso charlas en grupo con otros pacientes puede ayudar a aliviar el estrés y crear un sentimiento de solidaridad, reduciendo el aislamiento que a menudo se experimenta durante los cuidados.

Equilibrio entre ética y emociones: apoyo integral al paciente

El apoyo ético y el emocional deben funcionar de forma complementaria. Mientras que el apoyo ético garantiza que se respeten las decisiones, los valores y los derechos del paciente, el apoyo emocional permite a los pacientes encontrar apoyo humano y sentirse comprendidos y respaldados en su atención. Al combinar estas dos dimensiones, los cuidadores se aseguran de tratar no sólo la enfermedad del paciente, sino también a la persona en su totalidad, teniendo en cuenta sus necesidades físicas, mentales y espirituales.

Este equilibrio es especialmente importante en momentos críticos, como el final de la vida o la interrupción de tratamientos importantes. Los pacientes, y a menudo sus familias, pueden necesitar tanto apoyo ético, para ayudarles a tomar decisiones difíciles respetando sus deseos, como apoyo emocional, para ayudarles a sobrellevar la conmoción psicológica que estas decisiones conllevan. Un apoyo afectuoso y atento puede ayudarles a superar estos momentos difíciles con más calma, ofreciéndoles al mismo tiempo un final de vida digno y acorde con sus valores.

Capítulo 8

Las especificidades de la atención a los pacientes trasplantados renales

- **Comprender los trasplantes de riñón**: las etapas del trasplante y el seguimiento postoperatorio.

El trasplante de riñón suele ser la opción de tratamiento preferida para los pacientes con enfermedad renal terminal, ya que puede ofrecer una mejor calidad de vida y una mayor independencia que la diálisis. Sin embargo, el proceso de trasplante renal es complejo y requiere una preparación meticulosa, una intervención quirúrgica delicada y un seguimiento postoperatorio riguroso para garantizar el éxito del trasplante a largo plazo. Comprender las distintas etapas de este proceso, desde la evaluación inicial hasta el seguimiento postrasplante, permite entender mejor los retos y los cuidados que requiere el paciente.

Las etapas del trasplante renal: de la evaluación al trasplante

El primer paso antes de un trasplante de riñón es **evaluar al paciente** para asegurarse de que es un candidato adecuado. Esta evaluación es multidisciplinar e incluye exámenes médicos exhaustivos, análisis de sangre, pruebas de imagen y consultas con diversos especialistas. El objetivo es comprobar que el paciente goza de salud suficiente para someterse al trasplante y soportar un tratamiento inmunosupresor a largo plazo. También es necesario asegurarse de que el paciente no tiene contraindicaciones importantes, como infecciones activas, enfermedades cardiovasculares graves o cáncer no controlado.

Junto a la evaluación médica, suele realizarse una **evaluación psicológica y social** para garantizar que el paciente está preparado para gestionar las exigencias de un trasplante y el seguimiento postoperatorio. Es esencial comprobar que el paciente comprende plenamente las implicaciones del trasplante, incluido el cumplimiento escrupuloso del tratamiento inmunosupresor y las consultas periódicas. La familia y el apoyo social también desempeñan un papel importante en esta fase, ya que el paciente necesitará un entorno estable en el que convalecer.

Una vez completada y validada la evaluación, el paciente se inscribe en la **lista de espera para un trasplante**, a menos que sea donante vivo. En el caso de un trasplante de un donante fallecido, el tiempo de espera puede variar considerablemente, dependiendo de la compatibilidad y la disponibilidad de un órgano. La compatibilidad se determina mediante criterios inmunológicos, como la compatibilidad de grupos sanguíneos y las pruebas de compatibilidad de tejidos (HLA). Cuando se dispone de un riñón compatible, se contacta urgentemente con el paciente para que acuda al hospital para el trasplante.

La **cirugía de trasplante** propiamente dicha consiste en implantar el riñón del donante en la parte inferior del abdomen del paciente, sin extirpar los riñones insuficientes a menos que haya complicaciones (como una infección crónica). La arteria y la vena del riñón trasplantado se conectan a los vasos sanguíneos del receptor, y el uréter del nuevo riñón se conecta a la vejiga para permitir la eliminación de orina. La intervención suele durar entre tres y cuatro horas y se realiza bajo anestesia general.

Seguimiento postoperatorio inmediato: los primeros días críticos

Los días siguientes al trasplante de riñón son críticos, ya que el organismo debe adaptarse al órgano trasplantado y empezar a funcionar con el nuevo riñón. El paciente es sometido a **vigilancia intensiva** durante las primeras 48 a 72 horas para garantizar que el riñón trasplantado empiece a producir orina y que las constantes vitales se mantengan estables. Se realizan análisis de sangre frecuentes para comprobar que el riñón funciona correctamente, controlando marcadores como la creatinina y los electrolitos. Una buena producción de orina en las horas siguientes al trasplante suele ser un signo positivo de la función renal.

Sin embargo, durante esta fase crítica, el riesgo de **rechazo agudo** es elevado. El rechazo agudo se produce cuando el sistema inmunitario del paciente reconoce el riñón trasplantado como un cuerpo extraño e intenta atacarlo. Para evitar esta reacción, se administran **fármacos inmunosupresores** inmediatamente después del trasplante. Estos fármacos debilitan el sistema inmunitario para que no rechace el órgano trasplantado. El tratamiento inmunosupresor es intensivo durante los primeros días y requiere un ajuste preciso de las dosis en función de la respuesta del paciente. En caso de sospecha de rechazo, pueden tomarse biopsias del riñón trasplantado para adaptar el tratamiento.

Además del rechazo, pueden surgir otras complicaciones postoperatorias, como infecciones, coágulos de sangre y problemas de cicatrización. Por eso los pacientes permanecen hospitalizados varios días, o incluso semanas, para un estrecho seguimiento. El equipo médico también comprueba que el riñón no tenga problemas vasculares, como estenosis de la arteria renal, que puedan comprometer su buen funcionamiento.

Seguimiento a largo plazo: prevención del rechazo y gestión de los inmunosupresores

Una vez superado el postoperatorio inmediato, comienza el seguimiento a largo plazo, fase crucial para garantizar la supervivencia del injerto. El paciente debe tomar **fármacos inmunosupresores de por vida**, porque incluso después de varios meses o años persiste el riesgo de rechazo crónico. El tratamiento suele consistir en una combinación de varios fármacos, como ciclosporina, tacrolimus o micofenolato mofetilo, que actúan bloqueando distintas vías del sistema inmunitario.

El seguimiento médico incluye consultas periódicas con el nefrólogo, **análisis de sangre frecuentes** para controlar la función renal y pruebas para comprobar los niveles de fármacos inmunosupresores en sangre. Estos controles son esenciales porque una dosis demasiado baja de inmunosupresores puede provocar rechazo, mientras que una dosis demasiado alta expone al paciente a infecciones o efectos secundarios graves, como problemas hepáticos o toxicidad renal.

Los pacientes trasplantados son especialmente vulnerables a **las infecciones** debido a la inmunosupresión, que debilita su capacidad para luchar contra los agentes patógenos. Por ello, deben extremar la higiene y evitar todo contacto con personas con infecciones víricas o bacterianas. Pueden recomendarse vacunaciones específicas, pero sólo con vacunas inactivadas, ya que las vacunas vivas atenuadas pueden ser peligrosas para los pacientes inmunodeprimidos.

El riesgo de **rechazo crónico** es una preocupación constante, incluso varios años después del trasplante. Este tipo de rechazo se produce más lentamente y puede provocar un deterioro progresivo de la función renal. Puede ser necesario realizar biopsias periódicas para detectar los primeros signos de rechazo crónico y adaptar el tratamiento. Es importante que los pacientes cumplan estrictamente su tratamiento inmunosupresor, sin saltarse ninguna dosis, y que consulten inmediatamente a un médico si experimentan síntomas como una menor producción de orina, fatiga anormal o dolor en la zona del injerto.

Calidad de vida tras el trasplante: recuperar la sensación de normalidad

Para muchos pacientes, un trasplante de riñón representa un auténtico renacimiento tras años de diálisis o de padecer insuficiencia renal. Aunque el tratamiento inmunosupresor diario y las consultas periódicas siguen siendo una necesidad de por vida, el trasplante permite a menudo a los pacientes recuperar una mayor libertad, una mejor calidad de vida y un estado general de salud mucho mejor que en diálisis.

En general, los pacientes trasplantados pueden reanudar un estilo de vida más activo, con menos restricciones dietéticas y una mejor gestión de la hidratación. Sin embargo, es fundamental que sigan ciertas recomendaciones para preservar su injerto, como evitar situaciones de riesgo de infección, vigilar su peso, controlar la tensión arterial y adoptar un estilo de vida saludable.

Para muchas personas, el trasplante les permite volver al trabajo, a la actividad física y a la interacción social normal, dándoles la independencia que la diálisis ya no les permitía. Sin embargo, el éxito a largo plazo del trasplante depende del cumplimiento riguroso del tratamiento, el seguimiento médico y una cuidadosa gestión de los riesgos.

- **Gestión del paciente postrasplante**: vigilancia de los signos de rechazo, gestión de los tratamientos inmunosupresores.

La vigilancia de los signos de rechazo y el control de los tratamientos inmunosupresores son dos pilares esenciales en el seguimiento de los pacientes trasplantados, sobre todo después de un trasplante de riñón. Tras el trasplante, el sistema inmunitario del paciente, aunque esté debilitado por los inmunosupresores, puede identificar el nuevo riñón como un cuerpo extraño e intentar atacarlo, lo que puede provocar el rechazo del órgano. Por lo tanto, un seguimiento cuidadoso de la función renal y una gestión rigurosa de los fármacos inmunosupresores son cruciales para prevenir y tratar el rechazo, prolongando así la vida del injerto y garantizando la estabilidad del paciente.

Vigilancia de los signos de rechazo: identificación de los primeros síntomas

El rechazo del injerto puede producirse en diferentes momentos, ya sea poco después del trasplante (rechazo agudo) o meses o años después (rechazo crónico). Cada tipo de rechazo tiene sus propias características, pero es esencial que el paciente y el equipo sanitario estén atentos y sean capaces de reconocer los primeros signos de rechazo para poder intervenir rápidamente.

En caso de **rechazo agudo**, que suele producirse en los primeros días o semanas tras el trasplante, los síntomas pueden ser repentinos y graves. Los pacientes pueden experimentar una disminución de la producción de orina, dolor o sensibilidad en la zona del injerto, fiebre inexplicable, aumento rápido de peso

114

debido a la retención de líquidos o fatiga extrema. Los análisis de sangre suelen revelar un rápido aumento de la creatinina, que es un indicador directo de la reducción de la función renal. El rechazo agudo, si se detecta a tiempo, puede tratarse a menudo con dosis más altas de inmunosupresores o añadiendo fármacos específicos para modular la respuesta inmunitaria.

En cambio, el **rechazo crónico** es más insidioso. Se desarrolla lentamente y a veces puede pasar desapercibido durante varios meses. Este tipo de rechazo se manifiesta como un deterioro progresivo de la función renal, a menudo revelado por un aumento lento pero constante de los niveles de creatinina en los análisis de sangre, así como por síntomas generales como fatiga, hipertensión y reducción de la producción de orina. A diferencia del rechazo agudo, el rechazo crónico es más difícil de tratar porque se trata de una respuesta inmunitaria prolongada y sutil que causa daños permanentes en los tejidos del riñón trasplantado.

Los pacientes deben ser educados desde el principio para reconocer estos síntomas y saber cuándo alertar a su médico. Es importante no pasar nunca por alto un cansancio anormal, cambios en la diuresis o un rápido aumento de peso, aunque estos síntomas puedan parecer inofensivos. **El control regular de los análisis de sangre** puede detectar anomalías antes de que se manifiesten clínicamente. En caso de duda, pueden realizarse pruebas adicionales, como una biopsia del injerto, para confirmar el diagnóstico de rechazo.

Gestión de los tratamientos inmunosupresores: un delicado equilibrio

El tratamiento inmunosupresor es esencial para prevenir el rechazo del injerto, pero requiere una gestión meticulosa porque estos fármacos tienen potentes efectos sobre el sistema inmunitario y pueden provocar complicaciones importantes. El objetivo de los inmunosupresores es reducir la actividad del sistema inmunitario lo suficiente como para evitar el rechazo del riñón sin exponer al paciente a un mayor riesgo de infección o cáncer. Lograr este equilibrio suele ser un reto para los médicos y requiere un seguimiento cuidadoso.

El régimen de tratamiento **inmunosupresor** suele incluir varias clases de fármacos que actúan sobre distintas partes del sistema inmunitario. Los pacientes suelen tomar una combinación de fármacos como ciclosporina, tacrolimus, micofenolato mofetilo o corticosteroides. Estos fármacos suelen administrarse de por vida, y la dosis debe ajustarse periódicamente en función de los cambios en la función renal, los efectos secundarios y los resultados de los análisis de sangre.

La **dosificación de los inmunosupresores** es extremadamente precisa y debe vigilarse estrechamente para evitar dos situaciones opuestas: la infrainmunosupresión, que puede provocar el rechazo del injerto, o la sobreinmunosupresión, que expone al paciente a infecciones graves u otras complicaciones, como toxicidad renal o hepática. Los niveles sanguíneos de fármacos como la ciclosporina o el tacrolimus se miden periódicamente para garantizar que se encuentran dentro de un intervalo terapéutico seguro.

Una de las consecuencias más comunes de la inmunosupresión es un **mayor riesgo de infección**, ya que el sistema inmunitario está debilitado. Los pacientes trasplantados deben estar especialmente atentos y adoptar estrictas medidas de higiene para evitar la exposición a agentes patógenos. Las infecciones víricas, bacterianas o fúngicas pueden agravarse rápidamente en estos pacientes y requerir hospitalización o ajustes del tratamiento. En general, se recomiendan las vacunas (salvo las vacunas vivas atenuadas) para reforzar la protección frente a determinadas infecciones, pero la decisión de vacunar dependerá del estado del paciente y de la medicación que esté tomando.

Además de las infecciones, los inmunosupresores pueden causar otros **efectos secundarios a largo plazo**, como osteoporosis, hipertensión, diabetes y cáncer de piel. Por ello, los pacientes deben ser controlados regularmente por su equipo médico para detectar estas complicaciones lo antes posible. Por ejemplo, es necesario realizar exámenes dermatológicos periódicos para vigilar la aparición de cánceres de piel, y deben fomentarse medidas preventivas como el uso de protectores solares.

La importancia de la adherencia al tratamiento: evitar las interrupciones

Una de las claves del éxito del trasplante a largo plazo es **el cumplimiento del tratamiento inmunosupresor**. Los pacientes deben comprender que incluso un descuido o retraso en la toma de la medicación puede poner en peligro su injerto. A diferencia de otros tratamientos, los inmunosupresores requieren una regularidad estricta. No hacerlo puede provocar rápidamente un rechazo agudo, con consecuencias potencialmente irreversibles.

Por ello, es fundamental **concienciar a los pacientes** de la importancia de tomar su medicación con regularidad, proporcionándoles herramientas prácticas como pastilleros o recordatorios telefónicos para que no olviden tomar sus dosis. El equipo sanitario también debe establecer un diálogo abierto con los pacientes para comprender cualquier dificultad que puedan tener para seguir su tratamiento y sugerir soluciones adecuadas. Por ejemplo, si un paciente experimenta efectos secundarios molestos, es esencial comentarlos con el médico para poder ajustar el tratamiento, en lugar de arriesgarse a suspender la medicación.

- **El papel del cuidador en la rehabilitación y la reinserción**: fomentar la movilidad y las actividades cotidianas.

Fomentar la movilidad y las actividades cotidianas es un elemento clave en el cuidado de los pacientes con enfermedad renal, ya sea en diálisis o trasplantados. Mantener un nivel adecuado de actividad física y fomentar la independencia en las actividades cotidianas tienen beneficios considerables, tanto físicos como psicológicos. La movilidad ayuda a prevenir las complicaciones asociadas a la inmovilidad prolongada, mientras que las actividades cotidianas contribuyen a mantener la dignidad y la autoestima. En este contexto, los auxiliares asistenciales desempeñan un papel crucial a la hora de ayudar a los pacientes a ser más independientes, garantizando al mismo tiempo que los consejos y ejercicios se adapten a las capacidades y el estado de salud de cada persona.

La importancia de la movilidad: prevenir las complicaciones físicas

La movilidad, aunque sea reducida, es esencial para evitar las complicaciones asociadas a la inmovilización prolongada. Los pacientes en diálisis o que sufren insuficiencia renal terminal pueden sentirse cansados rápidamente, lo que a menudo les lleva a permanecer inactivos. Sin embargo, esta inactividad puede provocar un deterioro del estado general, con mayores riesgos de pérdida muscular, osteoporosis, problemas respiratorios y complicaciones cardiovasculares. Fomentar la movilidad ayuda a contrarrestar estos efectos y mejora la circulación sanguínea, la respiración y el tono muscular.

Para los pacientes con insuficiencia renal, el ejercicio regular ayuda a mantener la flexibilidad de las articulaciones y a evitar problemas de movilidad. El ejercicio suave, como caminar, estiramientos o actividades adaptadas, puede fomentarse en función de las capacidades del paciente. No se trata de imponer un programa de ejercicio intensivo, sino de promover **una actividad física regular**, aunque sea moderada, que ayude a mantener un buen estado de salud general.

Para los pacientes en diálisis, la movilidad es igual de crucial. La diálisis puede causar periodos de intensa fatiga, pero permanecer inactivo durante y después de la diálisis puede provocar complicaciones como calambres musculares, edemas y baja moral. Apoyar a los pacientes para animarles a levantarse y caminar lo antes posible después de la diálisis, o incluso a realizar movimientos sencillos durante la sesión (como ejercicios ligeros de piernas o brazos), puede ayudarles a tolerar mejor el tratamiento y a prevenir la atrofia muscular.

Reintegración de las actividades cotidianas: recuperar la independencia

Además de la movilidad, la **reintegración de las actividades cotidianas** en la rutina del paciente es esencial para su independencia y bienestar. Actividades tan sencillas como lavarse, vestirse, preparar las comidas y moverse por la casa tienen un impacto directo en la autoestima. Poder hacer estas cosas sin ayuda realza la dignidad del paciente y le permite recuperar la sensación de control sobre su cuerpo y su vida.

Para los pacientes trasplantados o en fases avanzadas de la enfermedad, puede ser difícil recuperar rápidamente esta independencia debido a la fatiga, las restricciones físicas o el dolor. Por eso es importante **apoyarles gradualmente** a medida que retoman sus actividades cotidianas, empezando por pequeñas tareas y aumentando gradualmente el nivel de complejidad en función de sus capacidades. Por ejemplo, un paciente que se recupera de un trasplante de riñón puede empezar moviéndose por su habitación y luego, poco a poco, animarse a preparar una comida sencilla o salir a dar un paseo.

Los cuidadores deben estar atentos y adaptar su apoyo a las capacidades del paciente. Es importante no forzar al paciente a ir más allá de lo que puede hacer, sino animarle a mantener su independencia ayudándole a encontrar soluciones para superar sus dificultades. Esto puede incluir **realizar ajustes prácticos** en su entorno, como utilizar sillas de ducha, barras de apoyo o equipos ergonómicos para facilitar determinados movimientos.

Efectos beneficiosos sobre la salud mental y la calidad de vida

Fomentar la movilidad y la participación en las actividades cotidianas también repercute positivamente en la salud mental de los pacientes. La enfermedad renal, sobre todo cuando requiere diálisis o un trasplante, suele experimentarse como una pérdida de control sobre el propio cuerpo y la propia vida. Este sentimiento de impotencia puede provocar ansiedad, depresión y estrés. Poder reanudar actividades cotidianas sencillas o ser capaz de moverse, aunque sea modestamente, puede **aumentar la confianza en uno mismo** y estructurar positivamente el día de un paciente.

La movilidad activa y las actividades diarias fomentan la producción de endorfinas, las hormonas del bienestar que ayudan a mejorar el estado de ánimo y a reducir la sensación de fatiga o dolor. Esto es especialmente importante para los pacientes trasplantados, que a menudo tienen que adaptarse a una nueva realidad postrasplante, y para los pacientes en diálisis, que pueden sentirse física y mentalmente agotados por el ritmo de sus sesiones.

Además, mantenerse activo ayuda **a romper el aislamiento**. Un paciente que consigue salir de casa, aunque sea para dar un paseo o visitar a unos amigos, tiene más probabilidades de mantener la interacción social y seguir participando en la vida cotidiana. El apoyo de los cuidadores, pero también de los seres queridos, puede desempeñar un papel crucial en esta dinámica. Ofrecer actividades adaptadas a las capacidades del paciente, como salidas a parques o actividades ligeras en grupo, puede reforzar la integración social y promover una mejor calidad de vida.

Orientación personalizada y apoyo moral

El apoyo a la movilidad y las actividades cotidianas debe personalizarse para cada paciente. No todos los pacientes reaccionan igual ante la enfermedad, y algunos pueden sentirse más frágiles que otros. Por tanto, el apoyo debe **adaptarse a** las **capacidades físicas**, el estado emocional y las preferencias individuales de cada paciente.

Por ejemplo, un paciente en diálisis puede preferir ejercicios suaves, como estiramientos ligeros o paseos al aire libre, mientras que a un paciente trasplantado en fase de recuperación se le puede animar a que retome gradualmente sus rutinas domésticas y sociales. Es importante respetar el ritmo del paciente, al tiempo que se le ofrece un apoyo moral constante para animarle a seguir progresando, incluso ante los obstáculos o los periodos de fatiga.

El apoyo moral también es esencial en este proceso. Para algunos pacientes, la vuelta a las actividades cotidianas puede parecer difícil o desalentadora. En estos casos, el cuidador desempeña un papel clave valorando cada pequeño paso adelante, ofreciendo ánimos y haciendo hincapié en los beneficios a largo plazo de la movilidad. También es crucial comprender las barreras psicológicas que pueden sentir algunos pacientes, como el miedo al dolor o al fracaso, y ayudarles a superar estos temores adoptando un enfoque progresivo y afectuoso.

Capítulo 9

Prevención y educación terapéutica en nefrología

- **La importancia de la educación terapéutica**: ayudar a los pacientes a comprender su enfermedad.

Ayudar a los pacientes a comprender su enfermedad es una tarea esencial en el tratamiento de la enfermedad renal, tanto si padecen insuficiencia renal crónica como si están en diálisis o a la espera de un trasplante. Una buena comprensión de la enfermedad permite a los pacientes aceptar mejor su situación, adaptar su estilo de vida y adherirse más fácilmente al tratamiento. Como cuidador, explicar la enfermedad en términos claros, accesibles y adaptados a cada paciente le ayuda a tomar las riendas de su propia salud. Este enfoque contribuye a reducir la ansiedad asociada a la incertidumbre y los sentimientos de impotencia, ayudando a los pacientes a recuperar el control sobre determinados aspectos de su vida cotidiana.

Explicar la enfermedad de forma sencilla y adecuada

El primer paso para ayudar a un paciente a entender su enfermedad es proporcionarle explicaciones claras y adaptadas a su nivel de comprensión. La enfermedad renal, en particular la enfermedad renal crónica, puede parecer compleja y aterradora, sobre todo para alguien sin conocimientos médicos. Por ello, es fundamental traducir los términos técnicos a un lenguaje sencillo, sin infantilizar ni minimizar la gravedad de la situación.

Por ejemplo, para explicar cómo funcionan los riñones y cómo fallan, puede ser útil compararlos con **filtros naturales** que limpian la sangre eliminando los desechos y el exceso de agua. Cuando estos filtros dejan de funcionar correctamente, los residuos se acumulan en el organismo, lo que puede enfermar a la persona. Este tipo de metáfora ayuda a los pacientes a visualizar lo que ocurre en su cuerpo y a entender por qué experimentan determinados síntomas, como fatiga, edemas o hipertensión.

También es importante explicar el **estadio de la enfermedad**. La enfermedad renal crónica suele desarrollarse por etapas, desde un deterioro leve de la función renal hasta una insuficiencia completa que requiere diálisis o trasplante. Al explicar en qué fase de la enfermedad se encuentra el paciente, podemos darle una idea más clara de su situación actual y de lo que puede esperar. También permite establecer objetivos claros, como ralentizar la progresión de la enfermedad mediante cambios en el estilo de vida o anticipar futuros tratamientos.

Clarificar los tratamientos y sus objetivos

Una vez explicada la enfermedad, es esencial hablar de los tratamientos de forma detallada y accesible. Para un paciente, tratamientos como la diálisis, los trasplantes o los inmunosupresores pueden parecer intimidantes. La clave para ayudarles a entender y aceptar estos tratamientos es **desglosar cada aspecto** del tratamiento, explicando por qué es necesario, cómo funciona y cuáles son los beneficios a largo plazo.

En el caso de la diálisis, por ejemplo, explicar que el proceso sustituye la función de filtración de los riñones limpiando la sangre ayuda a entender por qué son necesarias sesiones varias veces por semana. También es importante hablar de **los posibles efectos secundarios** (fatiga, tensión baja, calambres) y de cómo controlarlos. La información facilitada no debe ser puramente teórica, sino que debe incluir consejos prácticos para ayudar a los pacientes a vivir mejor con su tratamiento.

Si el paciente está esperando un trasplante o lo ha recibido, también deben explicarse los **tratamientos inmunosupresores**, por qué debe tomarlos de por vida y qué riesgos conlleva un mal cumplimiento. Esta explicación debe ir acompañada de consejos sobre cómo gestionar el tratamiento en el día a día, como el uso de recordatorios para que no se olviden de tomar la medicación.

Fomentar la interacción y responder a las preguntas

Un paciente que comprende su enfermedad es un paciente que se siente libre para hacer preguntas. Animar a los pacientes a **participar activamente** en las conversaciones sobre su salud es esencial para mejorar su comprensión. Esto puede hacerse creando un clima de confianza, explicando que todas las preguntas, incluso las más sencillas o las que parecen repetitivas, son importantes.

También es útil reformular regularmente lo que el paciente ha entendido, preguntándole, por ejemplo: "¿Puede decirme con sus propias palabras lo que ha aprendido sobre su tratamiento?" o "¿Qué es lo que más le preocupa de su enfermedad?". Estas preguntas permiten detectar los malentendidos y ponerles remedio antes de que se conviertan en obstáculos para el cumplimiento del tratamiento.

Además, cada paciente es único y vive su enfermedad de forma diferente. Algunos pacientes pueden necesitar más tiempo para asimilar la información, mientras que otros pueden sentirse abrumados por la gran cantidad de detalles médicos. Adaptar la frecuencia y el ritmo de las explicaciones a las necesidades del paciente y a su nivel de ansiedad evitará que se sienta apresurado o abandonado. Ofrecer ayudas visuales o escritas, como folletos o diagramas, también puede mejorar la comprensión al dar a los pacientes un punto de referencia que pueden consultar en cualquier momento.

Apoyo psicológico y emocional

Comprender su enfermedad va más allá de la simple explicación de los datos médicos. También implica la **aceptación emocional de** la enfermedad. La enfermedad renal crónica, por ejemplo, es una afección irreversible que cambia profundamente la vida del paciente. Por lo tanto, es esencial no descuidar el aspecto psicológico de este apoyo.

Algunos pacientes pueden sentirse enfadados, ansiosos o desanimados por la progresión de su enfermedad o la carga del tratamiento. Explicarles la enfermedad con amabilidad y empatía puede ayudarles a superar estas emociones. Al reconocer que la enfermedad puede ser una experiencia difícil, el cuidador valida los sentimientos del paciente y le muestra que no está solo en este proceso. Esta validación emocional es tan importante como las explicaciones médicas, ya que ayuda a reducir el estrés y facilita la aceptación de la situación.

Otro aspecto del apoyo emocional es recordar a los pacientes que pueden **desempeñar un papel activo** en la gestión de su enfermedad. Esto puede hacerse dándoles consejos prácticos sobre cómo cuidarse a diario, como seguir una dieta adecuada, controlar la ingesta de líquidos o incorporar una actividad física suave a su rutina. Este tipo de consejos empodera a los pacientes y les ayuda a sentirse menos impotentes ante su enfermedad.

Reforzar la adherencia al tratamiento mediante la comprensión

Uno de los principales beneficios de ayudar a los pacientes a comprender su enfermedad es mejorar su **adherencia al tratamiento**. Un paciente que entiende por qué debe seguir una determinada prescripción tiene más probabilidades de cumplirla a largo plazo. Esto es especialmente importante en enfermedades crónicas como la insuficiencia renal, donde el incumplimiento de las recomendaciones puede tener graves consecuencias, como el empeoramiento de la enfermedad o el fracaso del injerto.

La adherencia al tratamiento puede reforzarse con conversaciones periódicas sobre la evolución de la enfermedad y los resultados de las pruebas. Por ejemplo, explicar a los pacientes cómo la monitorización de la creatinina y los electrolitos puede utilizarse para medir la eficacia de su tratamiento o prevenir complicaciones les anima a seguir de cerca sus revisiones. Del mismo modo, insistir en la importancia de las citas médicas periódicas para ajustar las dosis de medicación o vigilar cualquier signo de rechazo ayuda a los pacientes a comprender mejor el papel de cada etapa en su tratamiento.

- **El papel del cuidador en la prevención de complicaciones**: consejos de vida sana y seguimiento periódico.

Los consejos sobre estilo de vida y el seguimiento periódico son pilares esenciales en el cuidado de los pacientes con enfermedad renal, ya estén en diálisis, reciban un trasplante o padezcan insuficiencia renal crónica. Un estilo de vida adaptado, unido a un seguimiento médico riguroso, no sólo ralentiza la progresión de la enfermedad, sino que mejora la calidad de vida y previene las complicaciones. Estas recomendaciones, que abarcan la dieta, la actividad física, la gestión del estrés y el cumplimiento de las consultas médicas, ayudan a los pacientes a asumir un papel activo en la gestión de su enfermedad.

Adoptar una dieta adecuada: aspecto clave de un estilo de vida saludable

La dieta desempeña un papel crucial en el tratamiento de la enfermedad renal, ya que los riñones dañados no pueden eliminar eficazmente ciertos minerales o toxinas de la sangre. Por lo tanto, la dieta debe controlarse estrictamente y adaptarse a las necesidades del paciente, en función de la fase de la enfermedad, el tratamiento (diálisis o trasplante) y el estado general del paciente.

Una dieta **baja en sodio** es una de las primeras recomendaciones. Reducir la sal en la dieta ayuda a prevenir la hipertensión y la retención de líquidos, dos complicaciones frecuentes en los enfermos renales. Para ello hay que evitar los alimentos procesados con alto contenido en sal, como platos precocinados, embutidos y conservas, y dar preferencia a los ingredientes frescos, utilizando hierbas y especias para realzar el sabor de los platos sin añadir sal.

Reducir la ingesta de **potasio** también es crucial, sobre todo en pacientes en diálisis. Los riñones enfermos ya no pueden eliminar eficazmente el exceso de potasio, lo que puede provocar trastornos del ritmo cardiaco potencialmente graves. Por tanto, los pacientes deben limitar los alimentos ricos en potasio, como los plátanos, las patatas, los tomates y los frutos secos. Los consejos dietéticos pueden incluir métodos de preparación de los alimentos, como hervir las verduras para reducir su contenido en potasio.

El fósforo es otro mineral que hay que vigilar, ya que la acumulación de fósforo en la sangre puede causar problemas óseos y cardiovasculares. A menudo es necesario limitar los productos lácteos, las legumbres y ciertas carnes ricas en fósforo, asegurándose al mismo tiempo de que estas restricciones se compensan con una ingesta adecuada de proteínas, en función de las necesidades individuales del paciente.

El apoyo dietético personalizado es esencial para ajustar estas recomendaciones a las preferencias y necesidades específicas de cada paciente, garantizando al mismo tiempo que mantenga una dieta equilibrada y agradable.

Mantener un nivel adecuado de actividad física: preservar el bienestar físico y mental

La actividad física es otro aspecto fundamental de un estilo de vida saludable para los pacientes con enfermedad renal. No sólo ayuda a prevenir el desgaste muscular y el aumento de peso, sino que también contribuye a reducir la hipertensión, mejorar la gestión de la glucemia y levantar el ánimo. Es importante adaptar la intensidad de la actividad física en función del estado de salud del paciente, ya que algunos pacientes pueden sentirse cansados rápidamente o sufrir dolores.

Los ejercicios recomendados suelen ser **moderados** pero regulares, como caminar, montar en bicicleta suavemente o hacer estiramientos. En el caso de los pacientes en diálisis, se puede hacer ejercicio ligero entre las sesiones de diálisis, o incluso durante ellas, para mantener la circulación sanguínea y prevenir los calambres musculares. El objetivo es mantener un cierto grado de flexibilidad y mejorar la condición física sin sobrecargar un cuerpo ya debilitado por la enfermedad.

La actividad física también tiene **beneficios psicológicos**. Libera endorfinas, hormonas que favorecen la sensación de bienestar y relajación, reduciendo los síntomas de estrés y depresión que suelen asociarse a las enfermedades crónicas. Fomentar el ejercicio regular, aunque sea con moderación, ayuda a los pacientes a sentir que controlan mejor su salud y mejora su autoestima.

Controlar el estrés y cuidar la salud mental

La gestión del estrés es un aspecto a menudo subestimado pero crucial del estilo de vida de los enfermos renales. La progresión de la enfermedad, los pesados tratamientos como la diálisis y la incertidumbre sobre el futuro suelen generar ansiedad y fatiga mental. Aprender a gestionar estas emociones es esencial para evitar el agotamiento psicológico y mantener una buena calidad de vida.

Las técnicas de relajación como la meditación, la respiración profunda o el yoga suave pueden ayudar a reducir el estrés y mejorar la concentración. Estas prácticas ayudan a los pacientes a gestionar mejor sus emociones y pueden integrarse fácilmente en su rutina diaria. Para quienes se sienten especialmente ansiosos, el apoyo psicológico, mediante terapia individual o de grupo, también puede ser muy beneficioso.

El apoyo social también desempeña un papel fundamental en la gestión del estrés. Los pacientes con enfermedad renal a veces pueden sentirse aislados debido a su enfermedad, lo que puede exacerbar la ansiedad y la depresión. Es importante que puedan contar con sus seres queridos, pero también con redes de apoyo, como los grupos de pacientes, para compartir sus experiencias y sentirse menos solos en su cuidado.

Revisiones médicas periódicas: esenciales para prevenir complicaciones

El seguimiento médico regular es sin duda uno de los elementos más importantes para garantizar una atención óptima a los pacientes con enfermedad renal. Permite controlar los cambios en la función renal, ajustar los tratamientos en función de los resultados de los controles y prevenir complicaciones relacionadas con la enfermedad o con los propios tratamientos.

Los análisis de sangre periódicos son esenciales para controlar parámetros clave como la creatinina, la urea, el potasio y el fósforo, así como para comprobar los niveles de fármacos, sobre todo en pacientes en diálisis o sometidos a tratamiento inmunosupresor tras un trasplante. Estos análisis permiten detectar precozmente cualquier anomalía y ajustar los tratamientos antes de que aparezcan síntomas graves.

En los pacientes trasplantados, las consultas periódicas permiten vigilar los signos de **rechazo del injerto** y garantizar que los tratamientos inmunosupresores estén bien equilibrados. Un seguimiento estrecho también permite detectar precozmente efectos secundarios, como infecciones o cáncer de piel, y tomar medidas preventivas o correctoras.

También es crucial **educar a los pacientes** sobre la importancia de acudir a las citas médicas y no interrumpir o modificar su tratamiento sin consejo médico. Algunos pacientes pueden subestimar la importancia de las revisiones periódicas, especialmente cuando se sienten bien, pero es vital recordarles que la enfermedad renal, incluso cuando está estabilizada, requiere una vigilancia constante.

- **Trabajar con los pacientes y sus familias**: apoyar y formar a los cuidadores.

Apoyar y formar a los cuidadores es una parte esencial del cuidado de los pacientes con enfermedad renal crónica o insuficiencia renal terminal. Los cuidadores, ya sean familiares o amigos íntimos, desempeñan un papel clave en la vida diaria de los pacientes, proporcionándoles apoyo físico, emocional y, a menudo, médico. Ayudan a gestionar las tareas cotidianas, supervisan el cumplimiento del tratamiento y ofrecen apoyo moral ante los retos que plantea la enfermedad. Sin embargo, este papel puede ser agotador, tanto física como psicológicamente, y es esencial que los cuidadores reciban formación y apoyo para ayudarles a comprender mejor la enfermedad, sus tratamientos y sus implicaciones.

Comprender el papel central de los cuidadores

Los cuidadores suelen ser el enlace entre el paciente y el equipo médico. Ayudan a organizar las citas médicas, controlan los síntomas, se aseguran de que el paciente sigue su tratamiento e intervienen en caso de urgencia. Sin embargo, sin la formación y el apoyo adecuados, esta carga puede convertirse rápidamente en pesada. Por eso es crucial reconocer la importancia de su papel e integrarlos plenamente en el proceso asistencial.

Uno de los primeros pasos para ayudar a los cuidadores es **proporcionarles la información necesaria** sobre la enfermedad renal y su tratamiento. Esto implica explicar en términos sencillos pero precisos cómo funcionan los riñones, la progresión de la insuficiencia renal y el impacto de tratamientos como la diálisis o el trasplante. La formación básica les permite comprender mejor por lo que está pasando el paciente y cómo reaccionar ante situaciones inesperadas. Además, proporcionarles recursos sobre el manejo de los síntomas -como observar los signos de rechazo del injerto o vigilar las complicaciones relacionadas con la diálisis- les ayuda a tomar decisiones informadas en el día a día.

Formar a los cuidadores en gestos técnicos

En algunos casos, los cuidadores deben realizar tareas técnicas, como controlar la tensión arterial, manejar el equipo de diálisis a domicilio o administrar determinados medicamentos. Por ello, es fundamental formarles en estas prácticas de forma clara y práctica, ofreciéndoles demostraciones concretas y explicaciones detalladas. Por ejemplo, un cuidador podría recibir formación para gestionar la diálisis peritoneal domiciliaria, lo que implica preparar equipos estériles, controlar complicaciones como las infecciones y asegurarse de que el paciente cumple los programas y las instrucciones.

Los cuidadores también tienen que aprender a **reaccionar en caso de emergencia**, ya se trate de un paciente que se encuentra mal, de una hipotensión grave durante la diálisis o de los primeros signos de rechazo agudo tras un trasplante. Proporcionarles protocolos de actuación claros y sencillos que puedan seguir en estas situaciones contribuye a tranquilizarles y a reforzar su eficacia. También pueden ofrecerse sesiones periódicas de formación y revisión para que puedan mantener actualizadas sus competencias y plantear preguntas si tienen alguna duda.

Apoyo emocional a los cuidadores

Más allá de los aspectos técnicos, el apoyo emocional a los cuidadores es igual de crucial. Cuidar de un familiar enfermo puede ser psicológicamente agotador, sobre todo cuando la enfermedad es crónica y progresiva. Los cuidadores se enfrentan a menudo a una mezcla de estrés, fatiga y culpabilidad, debido a la sensación de que no hacen lo suficiente o de que son impotentes ante el sufrimiento del paciente. Si no se controla, esta carga emocional puede conducir al **agotamiento psicológico** o al deterioro de su propia salud.

Por eso es esencial **escuchar a los cuidadores**, reconocer sus dificultades y ofrecerles un lugar donde puedan expresar sus miedos, frustraciones y dudas sin ser juzgados. Se puede animar a los cuidadores a unirse a grupos de apoyo o asociaciones de pacientes, donde pueden hablar con otras personas en situaciones similares. Estos intercambios ayudan a romper el aislamiento, compartir consejos prácticos y encontrar apoyo moral en personas que comprenden perfectamente los retos a los que se enfrentan.

Prevenir el agotamiento del cuidador

El agotamiento del cuidador, a menudo denominado "burn-out del cuidador", es un riesgo real cuando los cuidadores están sobrecargados, sin descanso ni apoyo adecuado. Cuidar de un ser querido enfermo al tiempo que se gestionan sus propias responsabilidades (trabajo, familia, etc.) puede provocar un agotamiento físico y emocional que perjudica su bienestar y su capacidad para ayudar eficazmente al paciente.

Es fundamental recordar a los cuidadores que es esencial **cuidarse a sí mismos** para poder seguir ayudando a su ser querido. Esto significa tomarse tiempo para descansar, realizar actividades personales y, a veces, recurrir a servicios de ayuda a domicilio o de relevo, que pueden hacerse cargo temporalmente. Los cuidadores también pueden orientarles hacia soluciones prácticas, como ayudas económicas, servicios de apoyo o soluciones logísticas para aligerar su carga diaria.

La **gestión del tiempo** es otro aspecto clave. Es útil asesorar a los cuidadores sobre la planificación de los cuidados, para que puedan organizar sus días de forma equilibrada, incluyendo tiempo para sí mismos. También puede considerarse la posibilidad de delegar ciertas tareas en otros miembros de la familia o en profesionales sanitarios para evitar que un solo cuidador lleve toda la carga.

Participación de los cuidadores en las decisiones médicas

Una de las formas más eficaces de apoyar a los cuidadores es **implicarles plenamente en las decisiones médicas que afectan al paciente**. Informándoles de las distintas opciones de tratamiento y de las decisiones que hay que tomar, se sienten menos indefensos ante la enfermedad y pueden participar activamente en su tratamiento. Estarán mejor preparados para apoyar al paciente y ayudarle a tomar decisiones con conocimiento de causa.

Esta participación en los debates médicos también refuerza su sentimiento de pertenencia al equipo sanitario y les permite comprender mejor las cuestiones relacionadas con el tratamiento y los cuidados. Esto reduce su ansiedad y les da las herramientas necesarias para ayudar al paciente con más información y confianza.

136

Capítulo 10

Gestión de urgencias en nefrología

- **Urgencias renales: hiperpotasemia, edema pulmonar, shock hipovolémico**: cómo reconocerlos y reaccionar.

Las urgencias renales, como la hiperpotasemia, el edema pulmonar y el shock hipovolémico, son situaciones críticas que pueden darse en pacientes con insuficiencia renal o en diálisis. Estas situaciones requieren una intervención rápida y eficaz para evitar complicaciones graves o incluso mortales. Reconocer los primeros signos clínicos y saber cómo responder a ellos es esencial para garantizar la supervivencia y el bienestar del paciente. Estas urgencias suelen implicar desequilibrios metabólicos y de líquidos, agravados por la incapacidad de los riñones para mantener un equilibrio interno adecuado.

Hiperpotasemia: desequilibrio electrolítico que pone en peligro el corazón.

La hiperpotasemia es un aumento excesivo de potasio en la sangre, y es frecuente en pacientes con insuficiencia renal crónica, ya que sus riñones ya no son capaces de eliminar correctamente este mineral. El potasio desempeña un papel vital en la regulación de las contracciones musculares, en particular las del corazón. La hiperpotasemia no tratada puede provocar **graves trastornos del ritmo cardíaco** e incluso un paro cardíaco.

Los signos clínicos de la hiperpotasemia suelen ser sutiles al principio, pero pueden convertirse rápidamente en una amenaza. Los síntomas incluyen **debilidad muscular**, **palpitaciones**, **hormigueo** o entumecimiento de las extremidades y alteraciones de la conciencia en casos avanzados. En una fase más crítica, aparecen **cambios electrocardiográficos (ECG)**, con picos en la onda T, ensanchamiento del complejo QRS y posiblemente asistolia.

Cuando se sospecha una hiperpotasemia, es necesario realizar **inmediatamente** un **análisis de sangre** para confirmar el diagnóstico midiendo los niveles de potasio. El tratamiento de la hiperpotasemia tiene como objetivo estabilizar el corazón y reducir rápidamente los niveles de potasio. Una primera línea de defensa es administrar **calcio intravenoso** para proteger al corazón de los efectos tóxicos del potasio. Al mismo tiempo, pueden administrarse tratamientos destinados a reducir los niveles de potasio, como insulina acoplada a glucosa, que ayuda a introducir potasio en las células, o beta-agonistas.

En casos de hiperpotasemia grave o persistente, puede ser necesaria la **diálisis de urgencia** para eliminar rápidamente el potasio de la sangre. La prevención de la hiperpotasemia se basa en el control periódico de los electrolitos, el ajuste de la dieta (en particular, la reducción de los alimentos ricos en potasio) y el cumplimiento del tratamiento diurético o la diálisis en los pacientes afectados.

Edema pulmonar: sobrecarga aguda de líquidos

El edema pulmonar es una acumulación repentina de líquido en los pulmones, a menudo causada por la **sobrecarga de líquidos** en pacientes con insuficiencia renal. Los riñones insuficientes son incapaces de eliminar correctamente el exceso de líquido, lo que provoca un aumento de la presión en los vasos pulmonares, haciendo que el líquido inunde los alvéolos pulmonares. Esto impide la correcta oxigenación de la sangre y puede llegar a ser mortal si no se trata a tiempo.

Los signos clínicos del edema pulmonar agudo incluyen **dificultad respiratoria repentina**, con sensación de falta de aire (disnea), **respiración rápida** y superficial, **tos productiva** con esputo espumoso, a veces teñido de sangre, y un **crepitar** que se oye al auscultar los pulmones. En los casos graves, la piel del paciente puede volverse **fría y húmeda**, y pueden aparecer signos de cianosis (coloración azulada de los labios y las extremidades), lo que indica una oxigenación insuficiente de la sangre.

El tratamiento del edema pulmonar agudo debe ser inmediato. El primer paso es **administrar oxígeno** para mejorar la oxigenación y aliviar la dificultad respiratoria. En los casos graves, puede ser necesaria la intubación y la ventilación mecánica. El tratamiento tiene como objetivo reducir la sobrecarga de líquidos mediante la administración de **diuréticos potentes** (como la furosemida), que ayudan a eliminar rápidamente el exceso de líquido. En algunos casos, puede ser necesaria la diálisis de urgencia para eliminar el exceso de líquido cuando los riñones ya no pueden hacerlo.

La prevención del edema pulmonar se basa en **un control estricto de la ingesta de líquidos** y una vigilancia regular del peso y de los signos de acumulación de líquidos (edema periférico, aumento rápido de peso). Puede ser necesario un ajuste de las dosis de diuréticos o una gestión más frecuente de las sesiones de diálisis para evitar episodios de sobrecarga de líquidos.

Shock hipovolémico: pérdida repentina de volumen sanguíneo.

El shock hipovolémico es una urgencia potencialmente mortal que se produce cuando una pérdida importante de líquidos o sangre provoca un descenso repentino del volumen circulante del organismo, lo que compromete la capacidad del corazón para bombear sangre eficazmente a los órganos. En pacientes con insuficiencia renal o en diálisis, el shock hipovolémico puede estar causado por una deshidratación grave (debida a un exceso de diálisis o a una ingesta de líquidos mal controlada), una pérdida importante de sangre durante una intervención quirúrgica o una hemorragia digestiva.

Los síntomas del shock hipovolémico suelen ser rápidos e incluyen **hipotensión grave**, **taquicardia compensatoria** (aumento rápido de la frecuencia cardiaca), **palidez** y **extremidades frías**, **sed intensa**, **confusión** o pérdida de conciencia en los casos más graves. En esta fase, los órganos vitales ya no reciben suficiente sangre y puede producirse un fallo multiorgánico si el shock no se trata rápidamente.

El tratamiento del shock hipovolémico requiere **una reanimación volumétrica inmediata**. Esto implica la administración rápida de soluciones cristaloides intravenosas para restablecer el volumen sanguíneo circulante. En casos de shock hemorrágico, pueden ser necesarias **transfusiones de** sangre para reponer la sangre perdida. Al mismo tiempo, es crucial **identificar y tratar** la **causa subyacente** del shock, ya sea una hemorragia o una deshidratación grave.

El tratamiento del shock hipovolémico es una carrera contrarreloj para restablecer la perfusión de los órganos vitales. La monitorización continua de la presión arterial, la frecuencia cardiaca y la diuresis es necesaria para evaluar la eficacia del tratamiento. La prevención de esta afección requiere **una gestión rigurosa de la ingesta de líquidos y sangre** en los pacientes de riesgo, así como una mayor vigilancia en el periodo postoperatorio o durante las sesiones de diálisis, cuando pueden producirse desequilibrios de líquidos.

- **Las primeras acciones del asistente ante un deterioro del estado del paciente**: reflejos que debe tener antes de que intervenga la enfermera o el médico.

Cuando se atiende a pacientes con enfermedad renal o sometidos a tratamiento de diálisis, es fundamental que los cuidadores, auxiliares de enfermería e incluso los familiares tengan los reflejos adecuados antes de que intervenga una enfermera o un médico. Estas situaciones de emergencia o angustia pueden ser momentos de gran confusión y pánico. Saber actuar con rapidez y eficacia antes de que lleguen los profesionales sanitarios puede marcar una diferencia significativa en el estado del paciente. Esto implica no sólo reconocer las señales de alarma de un problema, sino también saber qué medidas inmediatas tomar para estabilizar la situación.

Observar y evaluar la situación: un primer paso crucial

Lo primero que hay que hacer es **observar** y **evaluar** la situación **con calma**. Es esencial comprender lo que está ocurriendo para determinar la urgencia de la situación. Esto significa prestar atención a las constantes vitales y al estado general del paciente: nivel de consciencia, respiración, color de la piel, comportamiento y respuesta a los estímulos. ¿Está consciente? ¿Respira con normalidad? ¿Está agitado, confuso o apático? Son pistas inestimables para orientar los primeros pasos.

Es importante **mantener la calma** para no empeorar la situación, ya que una reacción de pánico puede llevar a cometer errores o tomar decisiones equivocadas. Observando atentamente, se pueden identificar signos de gravedad, como dificultad para respirar (disnea), confusión repentina, dolor intenso o pérdida de consciencia. Una vez recopilada esta información, hay que comunicársela rápidamente a la enfermera o al médico, para que puedan evaluar mejor la situación a su llegada.

Colocar correctamente al paciente: alivio inmediato

Mientras se espera la llegada de la ayuda, **la posición** del **paciente** puede a veces mejorar su confort o incluso evitar un empeoramiento de su estado. En caso de dificultades respiratorias, como un edema pulmonar, es aconsejable colocar al paciente en **posición semisentada**, con apoyo para la espalda, para facilitar la respiración. Esto ayuda a reducir la presión sobre los pulmones y a mejorar la oxigenación mientras se espera una intervención más específica.

En caso de malestar con descenso de la tensión arterial, puede ser útil **colocar al paciente en decúbito supino con las piernas elevadas** (decúbito dorsal). Esta posición, conocida como posición de Trendelenburg modificada, ayuda a favorecer el retorno venoso y a estabilizar la tensión arterial. Si el paciente muestra signos de shock o hipotensión grave, esta posición puede evitar que los síntomas empeoren antes de que lleguen los cuidadores.

También es importante mantener **calientes a** los pacientes, sobre todo si presentan signos de shock, como piel fría y húmeda. El uso de mantas o ropa adicional puede ayudar a prevenir la hipotermia, sobre todo en situaciones de sufrimiento cardíaco o vascular.

Comprobación y estabilización de las constantes vitales: respiración y circulación

En caso de dificultad respiratoria, deben controlarse cuidadosamente **las constantes vitales**. La observación de la frecuencia respiratoria, la saturación de oxígeno (si se dispone de pulsioxímetro) y la frecuencia cardiaca pueden dar pistas importantes sobre la gravedad de la situación. Si el paciente tiene dificultades para respirar, puede aplicarse una mascarilla de oxígeno si se dispone del equipo, o medidas sencillas como abrir las ventanas para que entre aire fresco pueden ayudar a mejorar la oxigenación.

Si el paciente muestra signos de **shock hipovolémico** o hipotensión (debilidad extrema, piel pálida, pulso rápido y débil), es importante vigilar el pulso y la tensión arterial. Mientras se espera la intervención de la enfermera o el médico, hay que seguir controlando regularmente estos parámetros y anotar cualquier cambio para que los cuidadores tengan información clara cuando lleguen.

Ayudar a controlar la hiperpotasemia: actuar rápidamente si aparecen signos

Si un paciente con insuficiencia renal muestra signos sugestivos de hiperpotasemia, como palpitaciones, debilidad muscular o fatiga repentina, es imperativo **reaccionar con rapidez**. Aunque el tratamiento específico debe esperar a la intervención del médico, pueden tomarse ciertas medidas para estabilizar temporalmente al paciente. Por ejemplo, evitar el esfuerzo físico puede reducir el riesgo de complicaciones cardiacas al ralentizar la actividad muscular y cardiaca.

También es importante evitar **las fuentes de potasio** en la dieta si el paciente está consciente y puede comer. En ausencia de tratamiento inmediato, esto puede limitar un empeoramiento de la situación.

Tranquilizar al paciente: apoyo psicológico y verbal

En situaciones de emergencia, la ansiedad del paciente puede empeorar su estado, sobre todo en casos de dificultad respiratoria o dolor intenso. Uno de los reflejos esenciales antes de que intervenga el personal médico es **tranquilizar al paciente**. Hablarle con suavidad, explicarle con calma lo que está ocurriendo y asegurarle que la ayuda está en camino puede reducir su ansiedad y ayudar a prevenir un ataque de pánico, que podría complicar la situación.

Este apoyo psicológico es esencial, ya que la ansiedad puede hacer que la respiración se acelere (taquipnea) y empeorar una situación de dificultad respiratoria o cardiovascular. Simples gestos como coger la mano del paciente, pedirle que respire lenta y profundamente o recordarle que no está solo pueden tener un efecto tranquilizador inmediato.

Evaluar y detener las fuentes de riesgo: seguridad y medio ambiente

Si la urgencia ha surgido a raíz de un incidente concreto, como una caída o una lesión, es importante **eliminar las fuentes** inmediatas **de peligro** antes de atender al paciente. Si el paciente se ha caído, hay que evitar levantarlo sin ayuda si se sospecha que tiene lesiones, pero es esencial asegurarlo garantizando un entorno seguro (retirada de objetos peligrosos, protección contra una nueva caída).

Si se siente indispuesto durante la diálisis domiciliaria, es posible que deba **revisar su equipo médico**. Por ejemplo, si se sospecha

144

un desequilibrio de líquidos o un problema con el catéter, es importante asegurarse de que el tratamiento en curso (como la diálisis peritoneal) se detiene o controla correctamente, sin manipular el equipo de forma inadecuada.

Preparación de información y equipos médicos

Mientras se espera la llegada de los servicios de emergencia, es útil tener **a mano** la **información médica** esencial, como la medicación del paciente, su historial médico y los resultados de las últimas pruebas (análisis de sangre, tensión arterial, etc.). Tener esta información a mano permite al médico o al enfermero tomar decisiones rápidas y con conocimiento de causa. Esto incluye también preparar la tarjeta de diálisis o las recetas médicas del paciente.

Si el paciente está en diálisis, es importante tener información clara sobre la última sesión (fecha, duración, complicaciones) y anotar cualquier anomalía que haya aparecido durante el procedimiento.

- **Apoyar al equipo en una situación crítica**: comunicación y gestión del estrés.

La **comunicación** y la **gestión del estrés** están profundamente vinculadas y son esenciales, sobre todo en el sector sanitario. Ya sea para los cuidadores, los pacientes o los familiares, una comunicación eficaz ayuda a evitar malentendidos, mejorar la calidad de la asistencia y aliviar las tensiones emocionales a menudo presentes en el contexto de enfermedades crónicas o situaciones de emergencia. Al mismo tiempo, la gestión del estrés, tanto para los profesionales sanitarios como para los pacientes y sus familiares, desempeña un papel clave en el bienestar general y la eficacia de los cuidados. La forma de gestionar el estrés, en parte a través de la comunicación, influye directamente en el estado emocional, la toma de decisiones y la calidad de las relaciones interpersonales en estos contextos a menudo difíciles.

La importancia de una comunicación clara y atenta

Una comunicación clara y atenta es esencial en la atención médica, pues ayuda a crear un vínculo de confianza entre pacientes, cuidadores y familiares. Cuando los pacientes comprenden claramente lo que les ocurre, los tratamientos propuestos y los procedimientos a seguir, es más probable que se impliquen en su propio cuidado y tomen parte activa en las decisiones que les afectan. Una comunicación fluida también reduce el riesgo de malentendidos o errores médicos, algo esencial en un entorno asistencial.

Para los cuidadores, saber **escuchar a** los pacientes es el primer paso hacia una comunicación satisfactoria. La escucha activa, que consiste en prestar atención a lo que el paciente tiene que decir sin interrumpirle y reformular lo que dice para comprobar que lo ha entendido correctamente, ayuda a garantizar que el paciente se sienta escuchado. Esto es especialmente importante en situaciones de estrés, en las que las personas pueden tener dificultades para expresar claramente sus preocupaciones o necesidades. Por ejemplo, un paciente de diálisis puede sentir miedo o ansiedad por su tratamiento y ser reacio a hablar de ello. Crear un ambiente de confianza, en el que se fomente y valore la conversación, facilita abordar estos temas delicados.

Las explicaciones claras también son esenciales. Para los pacientes, el vocabulario médico puede ser fuente de confusión y ansiedad, sobre todo cuando se utilizan términos complejos. Es importante adaptar el lenguaje utilizado para que sea comprensible, sin minimizar la gravedad de la situación. Dar explicaciones sencillas y comprobar que el paciente ha entendido la información transmitida es esencial para evitar malentendidos que puedan generar estrés o ansiedad. Este enfoque también debe incluir a la familia o los cuidadores, que desempeñan un papel clave en el apoyo al paciente.

El papel de la comunicación en la gestión del estrés

La forma en que se gestiona la comunicación en un contexto médico desempeña un papel crucial en la gestión del estrés, tanto para los pacientes como para los cuidadores. Para los pacientes, recibir información clara y adaptada a su situación contribuye a **reducir la incertidumbre**, que es una de las principales fuentes de estrés. La incertidumbre ligada a una enfermedad crónica, a un tratamiento complejo o a la evolución de la salud puede provocar una gran ansiedad. Al explicar los próximos pasos, aclarar las opciones de tratamiento y ofrecer un espacio para hacer preguntas, los pacientes pueden recuperar una forma de control sobre su situación, lo que naturalmente reduce el estrés.

La comunicación también desempeña un papel importante en la gestión de las emociones. Cuando el estrés se acumula, las emociones pueden volverse difíciles de manejar, y los pacientes pueden experimentar sentimientos de frustración, ira o desesperación. Un cuidador que se comunica con **empatía** puede ayudar a calmar estas emociones negativas reconociéndolas y validándolas. Decir a un paciente "entiendo que esta situación sea difícil para ti" o "es normal estar preocupado en este contexto" puede aliviar gran parte de su ansiedad. Demuestra que sus emociones son legítimas y que no están pasando por esto solos.

Para los propios cuidadores, **la comunicación dentro del equipo médico** es esencial para gestionar su propio estrés. Trabajar en un entorno sanitario, especialmente en nefrología, puede ser muy estresante debido a las grandes responsabilidades, las frecuentes urgencias médicas y la carga emocional que supone atender a pacientes con enfermedades crónicas. Una buena comunicación dentro del equipo ayuda a compartir esta carga, coordinar eficazmente la atención y evitar situaciones en las que el estrés podría dar lugar a errores o malentendidos. Discutir casos complejos, ayudarse mutuamente ante las dificultades y compartir momentos informales de intercambio contribuyen a reforzar la cohesión y reducir la presión sentida.

Técnicas de gestión del estrés para cuidadores y pacientes

El estrés, ya sea del paciente o de los cuidadores, puede reducirse mediante técnicas sencillas y accesibles. Aprender a gestionar el estrés es una parte integral del proceso asistencial, porque un estrés mal gestionado puede ser perjudicial para la salud del paciente y la calidad de la asistencia prestada.

Para **los pacientes**, el estrés puede estar relacionado con el miedo al futuro, el dolor o la incertidumbre del tratamiento. Técnicas como la **respiración profunda**, la **meditación** y la **relajación progresiva** pueden ayudarles a calmar la mente y recuperar la sensación de calma, sobre todo antes o después de una sesión de diálisis o durante el periodo de recuperación tras un trasplante. Estas técnicas ayudan a relajar el cuerpo y la mente activando el sistema nervioso parasimpático, que contrarresta los efectos fisiológicos del estrés.

La visualización positiva es otra técnica que puede ayudar a los pacientes a controlar su ansiedad. Consiste en imaginar escenarios agradables o proyectarse en una situación en la que uno se siente seguro y relajado. Este tipo de ejercicio mental desvía la atención del paciente de sus preocupaciones inmediatas y lo ancla en un estado más sereno. Los cuidadores también pueden sugerir a los pacientes que lleven **un diario** para expresar sus emociones y miedos, lo que puede tener un efecto catártico y liberador.

Para los **cuidadores**, la gestión del estrés implica enfoques similares, pero adaptados a su contexto laboral. **El apoyo de los compañeros** es crucial para crear un entorno de trabajo en el que el estrés se reconozca y se afronte colectivamente. Los equipos asistenciales pueden organizar sesiones informativas tras situaciones especialmente estresantes, para que todos puedan compartir sus sentimientos y digerir la carga emocional con mayor eficacia. La **meditación** de atención plena también está cada vez más reconocida en los círculos médicos como un método eficaz para reducir el estrés y aumentar la concentración y la capacidad de recuperación en situaciones de mucha presión.

Además, los cuidadores deben aprender a reconocer las **señales de alarma del agotamiento**, como la fatiga crónica, la irritabilidad o la pérdida de interés por el trabajo. Cuando aparecen estas señales, es esencial **dar un paso atrás**, delegar ciertas responsabilidades si es posible y buscar apoyo. El bienestar de los cuidadores es esencial para la calidad de los cuidados que prestan, y eso significa gestionar bien su propio estrés y sus emociones.

Crear un entorno de comunicación tranquilo

Por último, la forma en que está estructurado el entorno laboral o asistencial influye en la comunicación y la gestión del estrés. En un hospital o centro de diálisis, es importante crear un **entorno tranquilizador** para los pacientes, en el que se sientan escuchados y apoyados. Un entorno tranquilo, con intercambios respetuosos y afectuosos entre cuidadores y pacientes, reduce naturalmente los niveles de estrés. Utilizar palabras sencillas, formular preguntas abiertas y hacer pausas en las conversaciones ayudan a mantener una comunicación tranquila.

La comunicación no verbal también desempeña un papel importante. Una sonrisa, un contacto visual amistoso o una postura abierta pueden aliviar la tensión y reforzar la sensación de confianza y seguridad. Es importante recordar que la comunicación no consiste solo en palabras, sino también en la actitud general que el cuidador adopta hacia el paciente.

150

Capítulo 11

Tratamiento del dolor en nefrología

- **Tipos de dolor específicos de la enfermedad renal**: Dolor asociado al cólico renal, fístulas arteriovenosas, etc.

El dolor asociado al cólico nefrítico y a las fístulas arteriovenosas es especialmente intenso y requiere un tratamiento adecuado para aliviar al paciente y prevenir al mismo tiempo posibles complicaciones. Aunque de naturaleza y origen diferentes, estos tipos de dolor comparten una naturaleza aguda y a menudo impredecible, y pueden deteriorar gravemente la calidad de vida del paciente. Comprender el dolor, sus mecanismos y las estrategias de tratamiento es esencial si queremos ofrecer un alivio rápido y eficaz, evitando al mismo tiempo secuelas o tratamientos inadecuados.

El dolor del cólico nefrítico: una urgencia que hay que tratar rápidamente

El cólico renal es una de las formas más intensas de dolor que se pueden experimentar. Está causado por un cálculo renal que obstruye las vías urinarias, normalmente el uréter, impidiendo el flujo normal de orina. Esta obstrucción crea una presión ascendente que provoca la dilatación de las cavidades renales y una inflamación que irrita las terminaciones nerviosas. El dolor, a menudo descrito como "insoportable", suele ser **agudo, localizado en el flanco**, y puede irradiarse al abdomen, la ingle o los genitales.

La principal característica del dolor asociado al cólico renal es su **naturaleza paroxística**. Se produce de repente, a menudo sin previo aviso, con picos intensos seguidos de fases de respiro de duración variable. Este fenómeno se explica por las contracciones de las vías urinarias, que intentan desalojar el cálculo. Los pacientes también pueden experimentar náuseas, vómitos e inquietud, a diferencia de otros dolores abdominales, que suelen provocar inmovilidad.

El tratamiento del dolor del cólico renal implica el uso de **analgésicos potentes**, en particular antiinflamatorios no esteroideos (AINE), que reducen la inflamación y la hinchazón de las vías urinarias, facilitando la evacuación de la orina. También se utilizan **antiespasmódicos** para reducir las contracciones de los músculos lisos del uréter. En los casos más graves, cuando el dolor no responde a estos tratamientos, pueden administrarse opiáceos. El alivio rápido del dolor es crucial para evitar que el paciente se deshidrate o se fatigue por la intensidad del ataque.

Además del tratamiento inmediato del dolor, es necesario un tratamiento a largo plazo para prevenir la formación de nuevos cálculos y las recidivas del cólico renal. Esto incluye **un seguimiento periódico**, consejos dietéticos (sobre todo de hidratación y reducción de la ingesta de ciertos alimentos ricos en oxalato) y tratamientos específicos para disolver o eliminar los cálculos existentes.

Dolor asociado a las fístulas arteriovenosas: molestias crónicas que hay que vigilar

Una fístula **arteriovenosa (FAV)** es un acceso vascular creado quirúrgicamente para permitir la diálisis en pacientes con insuficiencia renal. Conecta una arteria con una vena, aumentando así el flujo sanguíneo necesario para filtrar la sangre. Aunque la fístula es esencial para el tratamiento de diálisis, puede causar dolor crónico o agudo en algunos pacientes.

El dolor asociado a una fístula arteriovenosa puede tener varias causas. En los días o semanas siguientes a la creación de la fístula, es normal sentir **molestias relacionadas con la cicatrización**, la inflamación y la adaptación de los vasos sanguíneos a esta nueva conexión. Este dolor suele ser moderado y pasajero, y puede aliviarse con **analgésicos suaves** como el paracetamol. Sin embargo, si el dolor persiste o se intensifica, puede indicar complicaciones como **trombosis, infección** o **estenosis** (estrechamiento del vaso), que requieren atención médica inmediata.

Las molestias crónicas también pueden deberse a las repetidas sesiones de **punción de la fístula**. Cada sesión de diálisis requiere dos punciones de la fístula para permitir la conexión al circuito extracorpóreo, lo que puede provocar un aumento de la sensibilidad y dolor local, especialmente si la piel se vuelve frágil. En estos casos, es esencial educar a los pacientes sobre cómo mantener su fístula para minimizar el riesgo de infección y dolor. La aplicación de **cremas anestésicas** antes de la punción puede ayudar a reducir el dolor percibido, mientras que el uso de **técnicas de higiene estrictas** puede reducir el riesgo de complicaciones.

Si una fístula se vuelve continuamente dolorosa, con un **ruido anormal** (cambio en el soplo fistuloso), **hinchazón** o **calor local**, puede ser signo de una complicación vascular grave, como trombosis o aneurisma. En este caso, es crucial intervenir rápidamente para preservar la funcionalidad de la fístula y evitar cualquier infección potencialmente grave.

Dolor postoperatorio tras un trasplante de riñón: recuperación tras una operación importante

El **trasplante de riñón** es una operación quirúrgica de gran envergadura que permite a los pacientes con insuficiencia renal terminal recuperar una función renal normal. Sin embargo, la recuperación postoperatoria puede ir acompañada de dolor, sobre todo en el abdomen, donde se implanta el riñón trasplantado. El dolor postoperatorio suele deberse a la cicatrización de los tejidos y a la manipulación quirúrgica, y puede durar varias semanas tras la operación.

Este dolor suele **controlarse bien** con analgésicos estándar, y su intensidad disminuye con el tiempo. Sin embargo, la persistencia del dolor o el empeoramiento de las molestias pueden ser signo de complicaciones, como **inflamación del injerto**, **infección** o problemas relacionados con la cicatrización (como una hernia). Por lo tanto, es esencial un seguimiento regular para detectar signos de infección (fiebre, enrojecimiento, calor alrededor de la cicatriz).

Debe informarse a los pacientes de que **un dolor moderado** es normal durante las primeras semanas tras el trasplante, pero que debe remitir gradualmente. La medicación analgésica debe ajustarse en función de la gravedad del dolor, procurando evitar los antiinflamatorios no esteroideos, que pueden estar contraindicados en pacientes trasplantados debido a sus efectos sobre la función renal.

Dolor asociado al tratamiento de diálisis: una molestia que hay que gestionar a diario

Los tratamientos de **diálisis**, ya sea hemodiálisis o diálisis peritoneal, a veces pueden causar dolor. En la hemodiálisis, el dolor suele estar asociado a la creación y punción de la fístula, como ya se ha mencionado, pero también puede ser consecuencia de los calambres musculares, habituales en los pacientes en diálisis debido a los rápidos cambios en los niveles de líquidos y electrolitos durante las sesiones.

Estos **calambres musculares** pueden ser muy dolorosos y suelen sentirse en las piernas. Generalmente se deben a desequilibrios de sodio o potasio, o a una reducción demasiado rápida del volumen sanguíneo durante la diálisis. Para reducir su frecuencia e intensidad, puede ser necesario ajustar el tratamiento de diálisis, por ejemplo reduciendo gradualmente el exceso de líquido. **Los estiramientos suaves** y la aplicación de calor local también pueden ayudar a aliviar estos dolores después de la sesión.

En el caso de la **diálisis peritoneal**, el dolor puede estar relacionado con la introducción de líquido de diálisis en el abdomen, que puede causar una sensación de presión o distensión abdominal. El dolor suele ser transitorio, pero si persiste o empeora, puede indicar una infección del peritoneo (peritonitis), que requiere atención médica urgente.

- **Escalas de evaluación del dolor**: Técnicas para evaluar el dolor en pacientes.

Evaluar el dolor de un paciente es un paso crucial en el tratamiento médico, sobre todo en pacientes con enfermedad renal crónica o en diálisis, que pueden experimentar diversas formas de dolor, ya sea agudo o crónico. Una evaluación adecuada del dolor es esencial para adaptar el tratamiento, proporcionar un alivio eficaz y prevenir complicaciones. Sin embargo, dado que el dolor es una experiencia subjetiva, puede ser difícil de cuantificar. Por ello, los cuidadores deben utilizar técnicas de evaluación rigurosas, como la observación, el diálogo y herramientas estandarizadas, para comprender mejor la intensidad, la localización y la naturaleza del dolor que experimenta el paciente.

La importancia de un enfoque global y empático

Antes de hablar de técnicas específicas de evaluación del dolor, es esencial comprender que el enfoque debe ser **global y empático**. El dolor es una experiencia multifactorial, en la que influyen factores físicos, emocionales y psicológicos. Un paciente que padece una enfermedad renal puede experimentar dolor no sólo por su patología, sino también por la ansiedad, los miedos o la frustración asociados a una enfermedad crónica.

Por lo tanto, los cuidadores deben adoptar una **postura de escucha activa y comprensiva** cuando interroguen a los pacientes sobre su dolor. Crear un clima de confianza, en el que los pacientes se sientan libres para expresarse sin ser juzgados, es esencial para obtener información precisa. Muchos pacientes pueden minimizar o, por el contrario, exagerar su dolor en función de su estado emocional. Si escuchamos con atención y adoptamos una actitud empática, podremos obtener información más fiable y adaptar nuestro tratamiento con mayor eficacia.

Utilización de escalas de dolor: una herramienta estandarizada y objetiva

Una de las herramientas más utilizadas para evaluar el dolor es la **escala de valoración del dolor**, que cuantifica la intensidad del dolor que siente el paciente. Existen diferentes escalas adaptadas a la capacidad de comprensión de cada paciente y a sus necesidades, lo que permite una evaluación más precisa.

La escala más sencilla es **la numérica** (o EN), en la que se pide al paciente que valore su dolor en una escala de 0 a 10, en la que 0 representa la ausencia total de dolor y 10 el dolor más intenso imaginable. Este método es especialmente útil para los pacientes que son capaces de evaluar y verbalizar su dolor con precisión. Sin embargo, es importante explicar claramente cómo utilizar esta escala, ya que algunos pacientes, sobre todo los ancianos o los que tienen problemas cognitivos, pueden tener dificultades para interpretarla.

Para los pacientes a los que les resulta difícil utilizar la escala numérica, existen otros métodos, como la **escala analógica visual** (EAV), en la que los pacientes indican su nivel de dolor en una línea horizontal, o la **escala verbal simple** (EVS), en la que se les pide que describan su dolor utilizando términos como "ninguno", "leve", "moderado" o "intenso". Estos métodos ofrecen puntos de referencia más concretos para los pacientes que tienen dificultades para expresar numéricamente la intensidad de su dolor.

Las escalas de caras (como la escala de Wong-Baker) son útiles para niños, ancianos o personas con dificultades cognitivas. Esta escala presenta caras que van desde una cara sonriente hasta una cara muy triste o llorosa, y el paciente selecciona la cara que mejor refleja sus sentimientos. Es una técnica eficaz para las personas que tienen dificultades para verbalizar su dolor.

Evaluación cualitativa del dolor: comprender la naturaleza y las características del dolor

Además de la intensidad del dolor, es importante evaluar sus **características cualitativas**. El dolor puede ser agudo, sordo, punzante, agudo o crónico, y estas descripciones pueden dar pistas valiosas sobre el origen del dolor. Preguntar al paciente sobre la **naturaleza** del dolor nos ayuda a comprender mejor los mecanismos subyacentes y a adaptar el tratamiento.

Por ejemplo, un dolor **súbito y punzante**que , a menudo se siente en el costado o se irradia a la ingle, suele sugerir un cólico renal causado por un cálculo renal, mientras que un dolor **crónico y sordo** alrededor del lugar de una fístula arteriovenosa puede indicar un problema vascular o un edema. **Un** dolor **agudo y ardiente** en el abdomen tras una diálisis peritoneal puede indicar una peritonitis.

También es importante preguntar al paciente qué factores **desencadenan** o **alivian** su dolor. Algunos dolores pueden exacerbarse con el movimiento o una posición determinada (como en el caso de una fístula dolorosa), mientras que otros, como los calambres musculares durante la diálisis, pueden aliviarse con un cambio de posición o un ligero masaje. Hacer preguntas sobre la evolución del dolor a lo largo del tiempo, sus ritmos (por ejemplo, dolor más intenso por la noche) y su impacto en la vida diaria del paciente dará una imagen más completa.

La observación: una herramienta valiosa para evaluar el dolor en pacientes no verbales

En determinadas situaciones, los pacientes pueden ser incapaces de verbalizar su dolor, debido a un estado alterado de conciencia, dificultades cognitivas o trastornos neurológicos. En estos casos, **la observación de los signos físicos** se convierte en una herramienta esencial para evaluar el dolor. Los cuidadores deben estar atentos a una serie de pistas no verbales que pueden indicar un dolor importante, como **expresiones faciales** (muecas, tensión), **movimientos corporales** (agitación, protección de una parte del cuerpo, retraimiento repentino) o **cambios de comportamiento** (agresividad, retraimiento, confusión).

Los **signos fisiológicos** también pueden indicar dolor intenso: aumento de la frecuencia cardiaca (taquicardia), aumento de la tensión arterial, respiración rápida y superficial (polipnea) o sudoración excesiva. Estos signos deben tenerse en cuenta, especialmente en pacientes frágiles o incapaces de expresarse, ya que pueden indicar un nivel de dolor que requiera una intervención urgente.

En situaciones en las que el paciente está inconsciente o no puede comunicarse, pueden utilizarse escalas específicas, como la **escala conductual del dolor** (ECPA). Estas escalas evalúan el dolor basándose en las reacciones conductuales del paciente a estímulos o manipulaciones, como el tacto, el cambio de posición o los cuidados. Estas herramientas permiten medir el dolor de forma objetiva y ajustar los tratamientos analgésicos con mayor precisión.

Reevaluación periódica del dolor: seguimiento esencial

La evaluación del dolor no se limita a una única medición, sino que debe realizarse **de forma periódica y repetida**. El dolor puede cambiar con el tiempo, dependiendo del tratamiento o del estado de salud del paciente. Una vez instaurado un tratamiento, es esencial **volver a evaluar el dolor** a intervalos regulares para asegurarse de que las medidas adoptadas son eficaces y de que el paciente se siente aliviado. Si el dolor persiste o empeora, puede ser necesario reajustar el tratamiento, proponer una terapia alternativa o considerar la posibilidad de realizar más pruebas para investigar la causa subyacente.

Además, la evaluación periódica nos permite comprobar el impacto del tratamiento en la calidad de vida del paciente. Un dolor bien controlado permite a los pacientes recuperar una mayor autonomía, dormir mejor y mantener un estado emocional estable. Las preguntas sobre la **vuelta a la actividad normal** o los **cambios en los patrones de sueño pueden** indicar una mejora general del bienestar del paciente, más allá del simple alivio del dolor.

Tener en cuenta el contexto emocional y psicológico del dolor

El dolor, sobre todo cuando es crónico, puede tener un **gran impacto psicológico** en el paciente. La ansiedad, la depresión o el estrés pueden amplificar la percepción del dolor, haciéndolo más difícil de tolerar. Por lo tanto, es importante tener en cuenta estos factores emocionales al evaluar el dolor y comentar estos aspectos con el paciente.

Preguntar a los pacientes por su **estado emocional**, sus miedos o preocupaciones relacionados con su dolor puede revelar factores agravantes. En algunos casos, puede ser necesario un tratamiento multidisciplinar, que incluya apoyo psicológico, para ayudar a los pacientes a controlar su dolor de forma más eficaz y recuperar su equilibrio mental. El dolor nunca debe considerarse de forma aislada, sino como una experiencia global en la que influyen factores físicos, emocionales y sociales.

- **Tratamiento no médico**: Apoyo emocional, técnicas de relajación, posturas cómodas.

El **apoyo emocional**, las **técnicas de relajación** y la elección de **posturas cómodas** son elementos esenciales para mejorar la calidad de vida de los pacientes con enfermedades crónicas, especialmente los que padecen insuficiencia renal. Estos enfoques complementarios no sólo pretenden aliviar los síntomas físicos, sino también reducir el estrés, la ansiedad y el sufrimiento psicológico que pueden acompañar a la enfermedad. El apoyo emocional permite a los pacientes sentirse escuchados y comprendidos, mientras que las técnicas de relajación y las posturas cómodas ayudan a calmar el cuerpo y la mente, favoreciendo una mejor tolerancia del tratamiento y el bienestar general.

Apoyo emocional: escucha atenta y empática

El apoyo emocional es una parte esencial del cuidado de los pacientes con enfermedad renal, especialmente los que están en diálisis o después de un trasplante. Enfrentados a una enfermedad crónica, a incertidumbres sobre el futuro y a tratamientos onerosos, los pacientes pueden sentirse desanimados, ansiosos o incluso deprimidos. El papel de los cuidadores, y de sus allegados, es proporcionar un espacio en el que los pacientes puedan **expresar sus miedos, dudas y frustraciones**, sin temor a ser juzgados o malinterpretados.

El primer elemento del apoyo emocional es la **escucha activa**. Esto significa estar totalmente presente cuando el paciente está hablando, sin interrumpirle, al tiempo que se demuestra que se entienden y se tienen en cuenta sus sentimientos. La escucha activa puede adoptar la forma de señales verbales, como reformular lo que ha dicho el paciente para comprobar que lo ha entendido, pero también de señales no verbales, como un contacto visual comprensivo o un movimiento de cabeza. Es esencial no minimizar las preocupaciones del paciente, aunque parezcan irracionales o exageradas. Una frase como "comprendo que esta situación sea difícil para usted" o "es normal sentirse preocupado en estas circunstancias" ya puede suponer un gran alivio, al validar las emociones del paciente.

Además de escuchar, el apoyo emocional también puede incluir **consejos prácticos** para ayudar a los pacientes a gestionar mejor los aspectos psicológicos de su enfermedad. Por ejemplo, animar a los pacientes a hablar de sus preocupaciones con alguien cercano, o remitirles a un **psicólogo** o a un grupo de apoyo, puede ayudarles a sentirse menos aislados. Estos espacios permiten a los pacientes compartir sus experiencias con otras personas que atraviesan situaciones similares, lo que puede ser muy tranquilizador y calmante.

Técnicas de relajación: calmar el cuerpo y la mente

Las técnicas de relajación son una herramienta valiosa para ayudar a los pacientes a controlar el estrés y la ansiedad que suelen acompañar a una enfermedad crónica como la insuficiencia renal. La relajación ayuda a reducir la tensión física, calmar el sistema nervioso y tranquilizar la mente, creando un círculo virtuoso en el que cuerpo y mente se apoyan mutuamente.

La respiración profunda es una de las técnicas de relajación más sencillas y accesibles. Restablece un ritmo respiratorio tranquilizador y oxigena el cuerpo en profundidad. Cuando los pacientes sienten ansiedad o dolor, se les puede guiar para que respiren lenta y profundamente. Inspirar profundamente por la nariz hasta contar 4 y volver a espirar lentamente por la boca hasta contar 4 ayuda a activar el sistema nervioso parasimpático, responsable de la relajación. Este ejercicio puede realizarse en cualquier momento, y su efecto inmediato en la reducción de la ansiedad suele ser notable.

La meditación guiada es otra técnica de relajación eficaz, sobre todo para los pacientes a los que les cuesta relajarse. Consiste en centrar la atención en pensamientos tranquilizadores o imágenes mentales positivas, a menudo bajo la guía de un cuidador o a través de una aplicación de meditación. Centrándose en una voz tranquilizadora que guía la respiración y la atención, los pacientes pueden alejar gradualmente los pensamientos negativos o ansiosos y entrar en un estado de relajación más profundo.

Los ejercicios de relajación muscular progresiva también son muy útiles para aliviar la tensión corporal, que puede acumularse como consecuencia de dolores crónicos o estrés. Esta técnica consiste en contraer y relajar sucesivamente distintos grupos musculares, empezando por los pies y subiendo gradualmente hasta la cabeza. Al concentrarse en cada parte del cuerpo, los pacientes son más conscientes de sus tensiones musculares y aprenden a liberarlas, lo que puede reducir el dolor físico y mejorar la relajación general.

Posiciones cómodas: alivian el dolor y favorecen el descanso

Elegir **posturas cómodas** es especialmente importante para los pacientes con enfermedad renal, ya que muchos sufren dolores crónicos o molestias asociadas a complicaciones como el cólico nefrítico, la fístula arteriovenosa o las secuelas de la diálisis. Encontrar la postura adecuada no sólo ayuda a aliviar el dolor, sino que también facilita la respiración y favorece un sueño reparador, esencial para el bienestar del paciente.

En caso de dolor asociado a un cólico renal, por ejemplo, la posición semisentada o **en decúbito lateral** (tumbado sobre un lado) puede ayudar a reducir la presión ejercida sobre los riñones y aliviar los espasmos. También es útil ofrecer al paciente **cojines de apoyo** para mantener una postura cómoda y evitar tensiones musculares. Los cuidadores pueden ajustar la posición del paciente con regularidad para prevenir el dolor asociado a la inmovilidad prolongada y evitar los puntos de presión que podrían provocar úlceras por presión.

En el caso de los pacientes con **fístulas arteriovenosas**, es fundamental evitar comprimir el brazo donde está colocada la fístula. Las posiciones que permiten mantener el brazo en una postura ligeramente elevada y apoyado en una almohada pueden reducir las molestias asociadas a los pinchazos repetidos o las complicaciones vasculares. Debe prestarse especial atención a la inmovilización del brazo durante las sesiones de diálisis, y hay que animar a los pacientes a que muevan los dedos suavemente para favorecer la circulación sin afectar a la fístula.

Por último, la posición tumbada o semisentada también es beneficiosa para los pacientes que sufren **dificultades respiratorias** relacionadas con un edema pulmonar o una sobrecarga de líquidos. La posición semisentada facilita la respiración al reducir la presión sobre el diafragma y los pulmones, al tiempo que mejora la oxigenación. Esta posición está especialmente recomendada durante los ataques de disnea o durante los episodios de sobrecarga de líquidos después de una sesión de diálisis.

Capítulo 12

Innovación tecnológica en nefrología

- **Nuevas tecnologías en el seguimiento y tratamiento de enfermos renales**: diálisis a domicilio, telemedicina, aplicaciones para la monitorización de constantes vitales.

La diálisis a domicilio, la telemedicina y las aplicaciones de control de las constantes vitales representan importantes avances tecnológicos y organizativos en la atención a los pacientes que sufren insuficiencia renal crónica. Estas innovaciones suponen una mayor autonomía para los pacientes, una atención más personalizada y una mejor calidad de vida. También marcan un cambio hacia la medicina conectada, en la que los pacientes participan más en su tratamiento, al tiempo que se benefician de un riguroso seguimiento médico a distancia. Estos enfoques ofrecen alternativas a la atención hospitalaria tradicional, al tiempo que garantizan la seguridad y eficacia de los tratamientos.

Diálisis a domicilio: independencia y mejor calidad de vida

La diálisis domiciliaria, ya sea hemodiálisis o diálisis peritoneal, se ha convertido en una solución cada vez más popular para los pacientes que sufren insuficiencia renal crónica. Ofrece una alternativa a las sesiones regulares en un centro de diálisis, permitiendo a los pacientes llevar a cabo su tratamiento en la comodidad de su propio hogar. Esto tiene una serie de ventajas, como una mayor flexibilidad en la gestión del tratamiento, la reducción de los desplazamientos y el tiempo de permanencia en los centros sanitarios, y una mejor calidad de vida.

En la **hemodiálisis domiciliaria**, se instala una máquina de hemodiálisis en el domicilio del paciente. El paciente, a menudo asistido por un familiar formado, aprende a realizar las sesiones por sí mismo, a preparar el equipo, a insertar las agujas en la fístula arteriovenosa y a controlar los parámetros durante la sesión. Esta opción permite a los pacientes elegir su propio horario y adaptar la frecuencia de las sesiones a sus necesidades, a menudo con sesiones más frecuentes pero más cortas. Esto hace que la diálisis sea más suave y mejor tolerada por el organismo.

La hemodiálisis domiciliaria también ofrece confort psicológico, ya que el paciente se encuentra en un entorno familiar, rodeado de familiares y amigos.

La diálisis peritoneal domiciliaria es otra opción popular. Este método utiliza el peritoneo, la membrana que rodea los órganos abdominales, como filtro para eliminar las toxinas y el exceso de líquido del organismo. El paciente llena la cavidad abdominal con una solución de diálisis a través de un catéter implantado, deja que la solución actúe durante varias horas y luego la vacía. Este proceso puede realizarse manualmente varias veces al día (diálisis peritoneal ambulatoria continua) o automáticamente durante la noche mediante una máquina (diálisis peritoneal automatizada). Este tipo de diálisis ofrece una gran libertad al paciente, que puede continuar con sus actividades cotidianas sin verse interrumpido por las sesiones de diálisis en un centro.

La formación de los pacientes es un elemento clave para el éxito de la diálisis domiciliaria. Los cuidadores enseñan a los pacientes y a sus familiares a utilizar el equipo con seguridad, a reconocer los signos de complicaciones (como infecciones o problemas con la fístula o el catéter) y a reaccionar en caso de problema. Se realiza un seguimiento regular y, en caso de duda, los pacientes pueden ponerse en contacto con su equipo médico. Esta mayor autonomía ayuda a **mejorar la calidad de vida**, ya que los pacientes se implican en su tratamiento, con mayor flexibilidad y un control más directo de sus cuidados.

Telemedicina: seguimiento médico a distancia mejorado

La telemedicina se ha convertido en una herramienta esencial en la gestión de enfermedades crónicas como la insuficiencia renal. Permite a los pacientes que se someten a diálisis en casa, o a los que necesitan un seguimiento regular, beneficiarse de la supervisión médica sin tener que desplazarse al hospital o al centro de diálisis. Esto es especialmente beneficioso para los pacientes que viven en zonas rurales o remotas, donde el acceso a especialistas en nefrología puede ser limitado.

Gracias a la telemedicina, los pacientes pueden realizar **consultas a distancia** con su nefrólogo o equipo sanitario. Estas consultas, realizadas por videoconferencia o teléfono, permiten a los pacientes comentar los resultados de las pruebas, ajustar el tratamiento o plantear preguntas sobre los síntomas o dudas sobre la diálisis. La telemedicina también ofrece la posibilidad de **compartir datos en tiempo real**, gracias sobre todo a las aplicaciones de control de las constantes vitales o a los dispositivos conectados que se utilizan durante las sesiones de diálisis. Esto permite al médico controlar de forma proactiva el estado de salud del paciente e intervenir rápidamente en caso necesario.

La telemedicina también ayuda a **reducir el estrés** de los pacientes, ya que pueden obtener respuestas rápidas a sus preguntas sin tener que esperar a una consulta física. También ayuda a mantener una relación de confianza con el equipo sanitario, incluso a distancia. Las consultas de telemedicina pueden programarse periódicamente para seguir la evolución de la enfermedad y ajustar los tratamientos, pero también son útiles en caso de urgencia, para evitar desplazamientos u hospitalizaciones innecesarias.

Una de las principales ventajas de la telemedicina es la posibilidad de **un seguimiento multidisciplinar** a distancia. Los pacientes pueden hablar con su nefrólogo, pero también con dietistas, psicólogos o enfermeras especializadas, en función de sus necesidades. Esta coordinación de la asistencia permite ofrecer una atención integral, en la que todos los aspectos de la salud del paciente se controlan de forma coherente y proactiva.

Aplicaciones para controlar las constantes vitales: la era de la salud conectada

Las aplicaciones de monitorización constante y los dispositivos conectados son parte integrante de la telemedicina y la gestión de enfermedades crónicas en el hogar. Estas herramientas permiten a los pacientes controlar en tiempo real parámetros clave de su salud, como la tensión arterial, el peso, la frecuencia cardiaca y los niveles de azúcar o potasio en sangre. Estos datos se transmiten automáticamente al equipo asistencial, que puede controlar los cambios en la salud del paciente e intervenir si se detecta alguna anomalía.

En la diálisis domiciliaria, **las aplicaciones de constantes vitales** desempeñan un papel crucial en el control de indicadores como el **equilibrio de líquidos**, que es un parámetro esencial para prevenir la sobrecarga de líquidos o la deshidratación. Al registrar su peso diariamente y controlar los volúmenes de líquido eliminados durante las sesiones de diálisis, los pacientes pueden, con la ayuda de su médico, ajustar su tratamiento en función de sus necesidades.

Estas aplicaciones también pueden integrar **recordatorios de tratamiento**, para garantizar que los pacientes tomen su medicación a la hora correcta y cumplan los protocolos de diálisis. Los pacientes también pueden recibir notificaciones que les animen a seguir determinados consejos dietéticos o a hacer ejercicio. Esto les ayuda a mantenerse más comprometidos y a comprender mejor el impacto de su estilo de vida en su salud.

Una de las grandes ventajas de las aplicaciones sanitarias conectadas es que facilitan la **comunicación en tiempo real con** el equipo sanitario. Si se detecta una variación anormal (por ejemplo, una subida repentina de la tensión arterial o un aumento rápido de peso que sugiera retención de líquidos), el sistema puede alertar al médico o al enfermero, que pueden ponerse en contacto con el paciente para evaluar la situación y tomar medidas. Esto permite una gestión más reactiva y preventiva, evitando complicaciones graves u hospitalizaciones de urgencia.

Además, las aplicaciones de monitorización permiten a los pacientes **ver la evolución de su salud** mediante gráficos o cuadros de mando, lo que puede resultar muy motivador. Los pacientes son más conscientes de la relación entre sus hábitos diarios (alimentación, actividad física, hidratación) y su estado de salud, lo que les ayuda a gestionar mejor su enfermedad a largo plazo.

*   **El impacto de la robotización y la inteligencia artificial**: herramientas de toma de decisiones, impacto en la profesión enfermera.

Las herramientas de ayuda a la toma de decisiones se han convertido en un elemento clave de la práctica asistencial, ya que proporcionan un apoyo inestimable a los profesionales sanitarios, incluidos los auxiliares de enfermería, en su trabajo diario. Estas herramientas, a menudo integradas en sistemas informáticos, aplicaciones móviles o dispositivos de telemedicina, contribuyen a mejorar la calidad de la asistencia, facilitan la toma de decisiones complejas y optimizan la gestión de los pacientes. Influyen no solo en el trabajo de enfermeros y médicos, sino también en el de los auxiliares de cuidados, modificando sus prácticas y ofreciéndoles nuevas oportunidades de participar en una asistencia más completa y personalizada.

Herramientas de ayuda a la decisión: apoyo tecnológico a la asistencia

Las herramientas de apoyo a la toma de decisiones son sistemas digitales diseñados para ayudar a los cuidadores en la gestión de los pacientes, ofreciéndoles recomendaciones o alertas basadas en los datos sanitarios recopilados. Se basan en **algoritmos** y bases de datos médicas que analizan en tiempo real la información relativa al estado del paciente (como constantes vitales, resultados de pruebas o historial médico). Estas herramientas se utilizan para **facilitar la toma de decisiones** en situaciones clínicas complejas, proponiendo soluciones o tratamientos adecuados en función de las necesidades del paciente.

Estas herramientas también son capaces de **detectar precozmente anomalías** en el estado de salud de un paciente, mucho antes de que aparezca cualquier síntoma clínico. Por ejemplo, un sistema puede alertar al equipo asistencial de la detección de una tensión arterial anormalmente baja o unos niveles elevados de potasio, factores que pueden indicar un riesgo de descompensación o una posible complicación en pacientes con insuficiencia renal. Los profesionales sanitarios pueden entonces intervenir rápidamente para ajustar el tratamiento o sugerir cuidados específicos.

Para los auxiliares asistenciales, estas herramientas les permiten **anticiparse mejor a** las necesidades de los pacientes. Proporcionan información inestimable sobre la evolución de los parámetros de salud, lo que facilita los cuidados cotidianos. Por ejemplo, gracias a las herramientas de ayuda a la toma de decisiones, un auxiliar de cuidados puede recibir alertas que le indiquen que la diuresis de un paciente es insuficiente, señal de una posible retención de líquidos que requiere una evaluación más exhaustiva. Esta detección precoz ayuda a prevenir complicaciones graves como el edema pulmonar o la hipervolemia, riesgos frecuentes en los pacientes en diálisis.

Además de proporcionar información sobre el estado de salud actual de los pacientes, las herramientas de apoyo a la toma de decisiones también permiten **centralizar los datos** y hacerlos fácilmente accesibles. Por ejemplo, los auxiliares de cuidados pueden consultar los últimos resultados de pruebas biológicas, prescripciones médicas o el historial de un paciente a través de una interfaz digital, lo que les permite adaptar los cuidados con mayor eficacia y garantizar una mejor continuidad asistencial, en colaboración con los demás miembros del equipo.

Impacto en la profesión enfermera: más autonomía y un enfoque más proactivo

La integración de herramientas de apoyo a la toma de decisiones en la práctica de los auxiliares sanitarios tiene un impacto significativo en su papel y sus responsabilidades. Aunque permanecen dentro de un marco asistencial centrado en la asistencia a los pacientes y el apoyo al personal de enfermería, estas herramientas les permiten **adquirir una mayor autonomía** y desempeñar un papel más activo en la atención general al paciente.

Tradicionalmente, el papel del auxiliar de cuidados ha consistido en proporcionar cuidados básicos (como el aseo, la movilización, la ayuda con la alimentación) y controlar los signos clínicos básicos, como la temperatura o la diuresis. Con la llegada de las herramientas de apoyo a la toma de decisiones, su papel se ha ampliado, ya que ahora pueden **controlar datos más detallados**, como parámetros vitales o resultados de pruebas, lo que les sitúa en el centro de un seguimiento más exhaustivo y reactivo. Por ejemplo, un asistente que trabaje con pacientes en diálisis puede recibir notificaciones de anomalías en los resultados de la diálisis e informar rápidamente al equipo médico o ajustar la atención prestada en consecuencia.

Estas herramientas también permiten **delegar ciertas decisiones asistenciales** rutinarias en los auxiliares, siempre dentro de un marco de seguridad. Por ejemplo, si un paciente experimenta una bajada de tensión en relación con un tratamiento o una sesión de diálisis, una herramienta de ayuda a la toma de decisiones puede sugerir una serie de acciones a realizar (como colocar al paciente en decúbito supino con las piernas levantadas o administrarle una toma de líquidos), que el cuidador puede llevar a cabo con total seguridad. Este tipo de decisiones, basadas en datos en tiempo real, refuerzan su capacidad **para reaccionar de forma adecuada y autónoma**.

Otro impacto notable de las herramientas de apoyo a la toma de decisiones es la **reducción del riesgo de errores** en la atención rutinaria. Por ejemplo, los auxiliares asistenciales, al administrar medicamentos o participar en procedimientos médicos sencillos, pueden guiarse por alertas en tiempo real que les advierten de dosis incorrectas o contraindicaciones médicas. Esto mejora la seguridad del paciente y permite al cuidador trabajar con mayor confianza y precisión.

Mejorar la colaboración interprofesional

Las herramientas de ayuda a la toma de decisiones también fomentan **una mejor colaboración interprofesional**. Al centralizar los datos y dar acceso a la misma información a todos los miembros del equipo asistencial, facilitan la comunicación entre los distintos profesionales que intervienen en el cuidado de un paciente. De este modo, los auxiliares pueden coordinar mejor sus acciones con las de enfermeros, médicos y otros profesionales sanitarios, lo que garantiza un enfoque más armonioso y eficaz de la asistencia.

Por ejemplo, un asistente sanitario puede transmitir rápidamente información importante a enfermeras o médicos basándose en los datos recogidos a través de una herramienta de apoyo a la toma de decisiones. Si un paciente muestra signos de deshidratación o edema después de una sesión de diálisis, el asistente sanitario puede informar inmediatamente de la anomalía al equipo médico, que puede tomar las medidas necesarias, como ajustar el volumen de líquido extraído en sesiones posteriores. Esta fluidez en la transmisión de la información ayuda a evitar retrasos en el tratamiento y mejora los resultados clínicos.

Además, gracias a estas herramientas, los asistentes pueden comprender mejor las **decisiones médicas**. Al acceder a los historiales médicos y a las recomendaciones terapéuticas en tiempo real, pueden adaptar sus cuidados para que sean más pertinentes y se ajusten mejor a los objetivos del equipo médico. Esto refuerza su papel dentro del equipo asistencial y les hace participar más estrechamente en los procesos colectivos de toma de decisiones, sobre todo durante las reuniones de coordinación asistencial.

Formación y adaptación al nuevo entorno tecnológico

Con la introducción de herramientas de apoyo a la toma de decisiones en su práctica, los auxiliares asistenciales también necesitan **una formación adecuada** para familiarizarse con estas tecnologías. Aunque estas herramientas están diseñadas para ser sencillas de utilizar, la formación inicial es esencial para que los auxiliares asistenciales comprendan perfectamente cómo funcionan y puedan sacarles el máximo partido.

Esta formación debe incluir no sólo aspectos técnicos, como la forma de introducir e interpretar los datos, sino también **habilidades de comunicación** y gestión de emergencias. Los auxiliares asistenciales deben saber cómo reaccionar en caso de alerta o anomalía detectada por la herramienta, y ser capaces de comunicar esta información eficazmente a otros miembros del equipo asistencial.

Además, la introducción de herramientas de apoyo a la toma de decisiones también está cambiando la relación entre los asistentes sanitarios y **la tecnología** en su trabajo diario. Deben aprender a integrar estas herramientas en su rutina sin perder el contacto humano con el paciente, porque el aspecto relacional sigue siendo una parte fundamental de su trabajo. El uso de la tecnología no debe sustituir la necesidad de prestar atención a los pacientes y escuchar sus necesidades, sino al contrario, permitirles anticiparse a ellas con mayor eficacia y ofrecerles una atención más personalizada y adaptada.

- **Formación en nuevas tecnologías** : El auxiliar de enfermería y los avances tecnológicos en el sector.

Los asistentes sanitarios, que desempeñan un papel esencial en el proceso asistencial, se enfrentan hoy a **avances tecnológicos** que están transformando profundamente el sector sanitario. Estos avances afectan a los métodos de trabajo, las herramientas utilizadas y la forma de organizar los cuidados. Aunque estas tecnologías aportan muchos beneficios, también están revolucionando la práctica de los auxiliares de enfermeríaque , tienen que adaptarse a estos cambios manteniendo su papel fundamental de estar cerca de los pacientes y prestarles apoyo. La integración de nuevas tecnologías, como la telemedicina, los dispositivos conectados, las historias clínicas electrónicas y las herramientas de apoyo a la toma de decisiones, está cambiando las tareas cotidianas de los auxiliares de enfermería, al tiempo que ofrece oportunidades para mejorar la calidad de los cuidados.

Un papel cambiante: mayor autonomía y responsabilidad

Con la llegada de las nuevas tecnologías, el papel del asistente asistencial es cada vez más amplio y complejo. Ya no se ocupan únicamente de **cuidados básicos** como la higiene, la alimentación y la movilización de los pacientes. Gracias a los dispositivos digitales y las herramientas de ayuda a la toma de decisiones, ahora participan más activamente en el **seguimiento clínico de** los pacientes, la recogida y el análisis de datos sanitarios y la comunicación con el equipo médico.

Por ejemplo, el uso de **dispositivos conectados** permite a los asistentes sanitarios controlar las constantes vitales de los pacientes en tiempo real. Esto significa que pueden estar en primera línea para detectar anomalías, como variaciones de la presión arterial, la saturación de oxígeno o el peso, que pueden indicar una posible complicación. Estos dispositivos dan a los auxiliares sanitarios mayor **autonomía en la toma de decisiones**, ya que pueden reaccionar rápidamente ajustando los cuidados o alertando al equipo médico o de enfermería antes de que la situación empeore.

Los auxiliares asistenciales también participan cada vez más en el uso de **herramientas digitales de seguimiento asistencial**, como las historias clínicas electrónicas (HCE), que centralizan toda la información relativa a un paciente. Gracias a estas herramientas, pueden acceder fácilmente a los historiales asistenciales, las prescripciones y los controles de salud, lo que les permite adaptar sus intervenciones a las necesidades actuales del paciente. Esta centralización de los datos hace más fluida la comunicación con otros profesionales sanitarios y garantiza **la continuidad de la asistencia** sin interrupción de la información.

Formación y adaptación a las nuevas tecnologías: un reto ineludible

La integración de las nuevas tecnologías en el día a día de los auxiliares asistenciales implica una mayor necesidad de **formación** y adaptación. Para ser plenamente eficaces, estas herramientas digitales exigen que los auxiliares de cuidados dominen los aspectos básicos de su funcionamiento. Mientras que algunas tecnologías, como las tabletas o los monitores de constantes vitales, son relativamente intuitivas, otras herramientas, como los programas informáticos de gestión de cuidados o las aplicaciones de monitorización remota, requieren una formación más profunda.

Por lo tanto, los auxiliares asistenciales necesitan desarrollar nuevas competencias, sobre todo en **informática y gestión de datos**, para comprender y utilizar correctamente estos dispositivos. Es esencial proporcionarles un **apoyo educativo** adecuado, con formación continua para mantenerlos al día de la rápida evolución de las tecnologías. Esto no se limita al uso técnico de las herramientas, sino que también incluye nociones de **seguridad** y **confidencialidad de los datos**, ya que los asistentes sanitarios manejan información médica sensible en sistemas digitales.

Además, la formación también debe incluir aspectos más técnicos relacionados con las **patologías específicas** a las que pueden enfrentarse los auxiliares sanitarios. Por ejemplo, en el caso de la insuficiencia renal, los auxiliares de cuidados pueden recibir formación sobre el uso de dispositivos de monitorización a distancia que realizan un seguimiento de los parámetros relacionados con la diálisis o con las posibles complicaciones de esta enfermedad, como la hiperpotasemia o el edema pulmonar. Al adquirir estos conocimientos, los auxiliares asistenciales se convierten en agentes clave en el seguimiento de la salud de los pacientes en su domicilio o en los centros asistenciales.

Una relación paciente-cuidador reforzada por la tecnología

Aunque la tecnología está introduciendo herramientas digitales en la asistencia diaria, el papel humano del asistente asistencial, como **pilar de la relación paciente-cuidador**, sigue siendo fundamental. De hecho, los auxiliares suelen ser los profesionales más cercanos a los pacientes y con los que estos interactúan con más frecuencia. Están en el centro del **apoyo emocional**, la escucha y el acompañamiento en los cuidados cotidianos. Estos aspectos relacionales no desaparecen con la llegada de la tecnología; al contrario, se refuerzan.

Los dispositivos digitales y las herramientas conectadas permiten a los asistentes **liberar su tiempo** para dedicarlo más a la atención relacional. Por ejemplo, al automatizar ciertas tareas administrativas o simplificar la recogida de datos clínicos, los auxiliares pueden concentrarse en lo esencial: acompañar al paciente, escuchar sus necesidades y observar su estado emocional. Estas tecnologías también ofrecen una mayor flexibilidad en la organización del trabajo, lo que permite gestionar mejor el tiempo dedicado a cada paciente.

En telemedicina, donde las consultas a distancia van en aumento, los asistentes sanitarios pueden actuar como **mediadores entre** el paciente y el médico. Pueden acompañar a los pacientes durante las consultas en línea, ayudándoles a prepararse, asegurándose de que todos los parámetros se controlan correctamente y, sobre todo, explicándoles las recomendaciones médicas y ayudándoles a aplicar los tratamientos prescritos. Esta estrecha relación es tanto más valiosa cuanto que algunos pacientes, sobre todo los ancianos, pueden sentirse desorientados o inquietos ante el uso de la tecnología. En estos casos, el asistente sanitario se convierte en una figura tranquilizadora, capaz de **tender un puente entre las innovaciones tecnológicas y las necesidades humanas**.

El reto de la humanización en un entorno tecnológico

Aunque la tecnología aporta beneficios considerables en términos de eficiencia y seguridad de los cuidados, un reto importante para los cuidadores es **mantener un enfoque humano en un entorno cada vez más digital**. Existe el riesgo de que el uso excesivo de la tecnología pueda, en algunos casos, crear una distancia entre el cuidador y el paciente, especialmente si la atención se desvía hacia las pantallas y los dispositivos conectados.

Por tanto, es esencial que los auxiliares asistenciales aprendan a **integrar la tecnología de forma armoniosa** en su práctica, sin perder de vista la importancia del contacto humano. Los dispositivos digitales deben verse como herramientas para la asistencia, no como sustitutos de la interacción humana. Por ejemplo, al tomar las constantes vitales o realizar un seguimiento clínico mediante dispositivos conectados, el asistente sanitario puede aprovechar esos momentos para entablar una conversación con el paciente, tranquilizarlo y observar su estado general más allá de los simples parámetros médicos.

El cuidado debe incluir siempre una **dimensión emocional y relacional**, incluso en un contexto tecnológico. Mirar, tocar, decir palabras de ánimo y escuchar atentamente son aspectos que la tecnología no puede sustituir. En este sentido, los auxiliares asistenciales tienen un papel fundamental que desempeñar para **humanizar la tecnología** y garantizar que las innovaciones no creen una barrera entre los pacientes y los profesionales sanitarios, sino que, por el contrario, mejoren su interacción y comprensión mutua.

Hacia un futuro de asistencia conectada y personalizada

Los avances tecnológicos en el sector sanitario **ofrecen perspectivas prometedoras** para mejorar la calidad y la personalización de la asistencia. El futuro de la asistencia conectada, con dispositivos de telemedicina, sensores biométricos y aplicaciones de monitorización remota, allana el camino para una atención más **individualizada** del paciente, con cuidados ajustados en tiempo real a las necesidades específicas de cada paciente. Para los asistentes sanitarios, esto significa que tendrán acceso a una serie de herramientas que les permitirán comprender mejor los cambios en el estado de salud de sus pacientes y responder rápidamente a las señales de alerta.

El desarrollo de **la asistencia sanitaria predictiva**, en la que el análisis de datos permite anticiparse a las complicaciones incluso antes de que aparezcan los síntomas, reforzará el papel de los asistentes sanitarios en la prevención y detección precoz de los problemas de salud. Gracias a la formación continua y a la integración de la tecnología en su práctica, podrán desempeñar un papel más activo en esta evolución hacia una medicina proactiva y personalizada.

Capítulo 13

Pediatría en nefrología: cuidados específicos para niños

- **Patologías renales pediátricas frecuentes**: Síndrome nefrótico, insuficiencia renal aguda infantil.

El **síndrome nefrótico** y la **insuficiencia renal aguda** en niños son dos afecciones renales graves que requieren un tratamiento rápido y adecuado. Aunque pueden tener orígenes diferentes, comparten características comunes, como una importante repercusión en la función renal y consecuencias significativas para el equilibrio de líquidos y electrolitos del niño. Comprender estas dos afecciones, sus manifestaciones, tratamientos y sus implicaciones específicas en los niños es esencial para mejorar el pronóstico y prevenir complicaciones.

Síndrome nefrótico en niños: pérdida de proteínas y desequilibrio de líquidos

El síndrome nefrótico infantil es una patología renal caracterizada por una pérdida excesiva de proteínas en la orina (proteinuria), como consecuencia de una alteración de la función de filtración de los glomérulos renales. Esta pérdida de proteínas, en particular de albúmina, provoca una serie de desequilibrios que afectan a todo el organismo. Las causas del síndrome nefrótico pueden ser variadas, pero en los niños la forma más frecuente es **el síndrome nefrótico idiopático**, es decir, sin una causa precisa identificada, a menudo relacionado con anomalías mínimas de los glomérulos (enfermedad de lesiones mínimas).

La **proteinuria masiva** es el signo clave del síndrome nefrótico, con grandes cantidades de proteínas eliminadas en la orina. Esto provoca **hipoalbuminemia**, una disminución de los niveles de albúmina en la sangre, responsable de una reducción de la presión oncótica. Como consecuencia, el líquido sale de los vasos sanguíneos y se acumula en los tejidos, provocando **edemas**, a menudo visibles en la cara, las piernas, los pies y el abdomen (ascitis). Estos edemas pueden ser muy marcados y desarrollarse rápidamente, a veces de un día para otro, causando importantes molestias al niño, con la cara hinchada por la mañana o dificultad para caminar debido a la hinchazón de pies y piernas.

Además del edema, el síndrome nefrótico expone al niño a un mayor riesgo de **complicaciones**, como infecciones, debido a la pérdida de inmunoglobulinas en la orina, y **trombosis**, debido a la hipercoagulabilidad causada por la fuga de proteínas anticoagulantes. También es frecuente la **dislipidemia**, con un aumento de los niveles de lípidos en la sangre como respuesta compensatoria a la pérdida de proteínas.

La base del tratamiento del síndrome nefrótico en niños son **los corticosteroides**, que son eficaces en la mayoría de los casos. El tratamiento con corticoides tiene por objeto reducir la inflamación de los glomérulos y detener la pérdida de proteínas en la orina. En alrededor del 80% de los casos, los niños responden bien a este tratamiento, con remisión de la proteinuria. Sin embargo, algunos niños pueden experimentar **recaídas frecuentes** o volverse **corticodependientes** o **corticorresistentes**, lo que requiere tratamientos inmunosupresores alternativos.

El **seguimiento a largo plazo** es crucial, ya que el síndrome nefrótico puede evolucionar de forma impredecible. Los padres deben estar atentos a las señales de alarma, como la reaparición de edemas, y saber cómo controlar regularmente la orina de su hijo para detectar una recaída precoz. En general, se recomienda una dieta baja en sal para limitar el edema, y es esencial un control estricto del equilibrio de líquidos y electrolitos, ya que estos niños pueden volverse fácilmente hipo o hipervolémicos.

Insuficiencia renal aguda en niños: una urgencia médica

La **insuficiencia renal aguda (IRA)** en niños es una afección en la que los riñones dejan de funcionar correctamente de forma repentina, lo que provoca una incapacidad para filtrar los productos de desecho de la sangre, regular los electrolitos y mantener el equilibrio de líquidos. A diferencia de la insuficiencia renal crónica, que se desarrolla a lo largo de un periodo de tiempo prolongado, la IRA es una **urgencia médica** que puede producirse rápidamente y dar lugar a complicaciones graves o incluso mortales si no se trata de inmediato.

Existen muchas causas de insuficiencia renal aguda en niños, que pueden dividirse en tres categorías: **prerrenal, renal y posrenal**.

- **Las causas prerrenales** son las más frecuentes y están relacionadas con una reducción de la perfusión renal, a menudo provocada por una deshidratación grave, un shock hipovolémico o una pérdida importante de sangre. En los niños, la gastroenteritis aguda con vómitos y diarrea grave es una causa frecuente de deshidratación grave que conduce a insuficiencia renal aguda.

- Las **causas renales** (intrínsecas) incluyen el daño directo al tejido renal, por ejemplo como consecuencia de una glomerulonefritis aguda, una necrosis tubular aguda o una toxina. Las infecciones graves o determinadas enfermedades autoinmunes también pueden causar daños directos en los riñones.

- **Las causas posrenales** son el resultado de una obstrucción de las vías urinarias, que impide la evacuación de la orina. En lactantes y niños pequeños, una malformación congénita de las vías urinarias puede provocar este tipo de insuficiencia renal.

Los síntomas del FRA son generalmente los de **anuria** (ausencia de orina) u **oliguria** (reducción significativa de la producción de orina), asociados a una retención de líquidos en el organismo, que puede provocar edema pulmonar, hipertensión o problemas cardíacos. Los trastornos electrolíticos, en particular **la hiperpotasemia** (niveles elevados de potasio), constituyen un peligro importante, ya que pueden provocar **trastornos del ritmo cardiaco** que desemboquen en un paro cardiaco. Otros signos son somnolencia, apatía, fatiga, náuseas y vómitos.

El diagnóstico de la insuficiencia renal aguda se basa en análisis de sangre y orina, que revelan niveles elevados de **creatinina** y

urea, así como desequilibrios electrolíticos. A menudo se realiza una ecografía de los riñones para detectar obstrucciones o anomalías estructurales.

El tratamiento de la IRA depende de la causa subyacente, pero generalmente se dirige a **restablecer la perfusión renal**, corregir los desequilibrios electrolíticos y tratar las complicaciones agudas. En los niños con insuficiencia renal prerrenal aguda debida a deshidratación, **la rehidratación rápida** con soluciones intravenosas suele ser eficaz para restablecer la función renal. En caso de hiperpotasemia grave, se requieren medidas urgentes para reducir los niveles de potasio, como la administración de **gluconato cálcico**, **bicarbonato sódico** o **resinas de intercambio iónico**.

En casos de insuficiencia renal grave, o cuando fracasan los tratamientos iniciales, puede ser necesaria la **diálisis** para sustituir temporalmente la función renal hasta que los riñones se recuperen. A menudo se prefiere **la diálisis peritoneal** en niños pequeños, ya que es menos invasiva y más fácil de realizar que la hemodiálisis. El tratamiento de la LRA requiere un seguimiento intensivo para prevenir complicaciones, en particular edema pulmonar, infecciones y desequilibrios metabólicos.

- **El papel del auxiliar de cuidados en la planta de pediatría**: apoyo específico a los niños y sus familias.

Apoyar a los niños con enfermedades renales y a sus familias es un proceso complejo y delicado que va mucho más allá de la atención médica. Implica una atención integral física, emocional y psicológica, porque estas enfermedades, ya sean trastornos crónicos como el síndrome nefrótico o patologías agudas como la insuficiencia renal aguda, afectan no sólo al niño sino a toda la familia. La vivencia de la enfermedad, la gestión de tratamientos pesados como la diálisis o la terapia con corticosteroides, y la incertidumbre sobre la evolución de la salud del niño pueden ser fuentes de estrés, ansiedad y fatiga para padres y hermanos. El objetivo del apoyo específico es, por tanto, ofrecer un apoyo adaptado a cada etapa de la enfermedad, teniendo en cuenta las necesidades individuales del niño y de su entorno familiar.

Apoyo psicológico y emocional a los niños: la importancia de escuchar y prestar apoyo

Una de las prioridades en el apoyo a los niños con enfermedad renal es reconocer el impacto emocional de la enfermedad. A los niños pequeños, en particular, puede resultarles difícil comprender lo que les ocurre y expresar sus emociones. Pueden experimentar sentimientos de miedo, confusión o enfado ante los repetidos tratamientos y la incertidumbre asociada a su estado de salud. Por eso es esencial establecer un clima de **confianza** en el que el niño se sienta escuchado y seguro.

La **escucha activa** es un componente clave del apoyo emocional. Los niños deben sentirse libres para expresar sus preocupaciones, su dolor o sus frustraciones sin temor a ser juzgados. Los profesionales sanitarios, en particular los auxiliares de enfermería y las enfermeras pediátricas, desempeñan un papel fundamental en este diálogo, estando disponibles para responder a las preguntas del niño y utilizando términos sencillos y adecuados a su edad para explicar la enfermedad y los tratamientos. Por ejemplo, en lugar de utilizar términos técnicos como "diálisis" o "corticosteroides", es preferible utilizar metáforas que el niño pueda entender, como "una máquina que te limpia la sangre" o "medicamentos para que tu cuerpo se sienta mejor".

Otro aspecto de este apoyo es ayudar a los niños a **gestionar sus emociones**. Las sesiones de diálisis, los exámenes médicos y las hospitalizaciones frecuentes pueden ser experiencias traumáticas, y los niños pueden sentirse impotentes para hacer frente a lo que están viviendo. Se pueden enseñar a los niños **técnicas de relajación**, como la respiración profunda o la visualización positiva, para ayudarles a gestionar mejor el estrés y la ansiedad asociados a los cuidados. Además, **la presencia de un psicólogo** especializado en pediatría puede ser esencial, sobre todo para los niños mayores o adolescentes, que pueden tener una sensación de injusticia o aislamiento como consecuencia de su enfermedad.

Apoyo a las familias: socios esenciales en el proceso asistencial

Los padres y la familia del niño son actores clave en la gestión diaria de la enfermedad. Para ellos, el shock de saber que su hijo padece una enfermedad renal grave puede ser devastador. No sólo tienen que lidiar con sus propias emociones, sino que también deben responsabilizarse del bienestar de su hijo, siguiendo los tratamientos, asegurándose de que acude a las citas médicas y controlando la evolución de la enfermedad. Esto requiere una gran **capacidad de resistencia** y, sin el apoyo adecuado, los padres pueden sentirse rápidamente abrumados.

Es esencial **proporcionar a los padres información clara** sobre la enfermedad de su hijo, sus causas, los tratamientos disponibles y las opciones a largo plazo. Un padre bien informado es aquel que se siente más en control de la situación y puede participar activamente en las decisiones sobre los cuidados. Los médicos y enfermeras deben dedicar tiempo a explicar las distintas fases del tratamiento, responder a las preguntas y disipar las dudas. Por ejemplo, en el caso de un niño en diálisis, es importante que los padres entiendan no sólo cómo funciona la máquina, sino también las señales de alarma a las que deben estar atentos, como síntomas de infección o desequilibrio electrolítico.

Además de la información, el **apoyo emocional a los padres** es fundamental. Muchos padres pueden sentirse culpables o responsables de la enfermedad de su hijo, aunque sea de origen genético o idiopático. También pueden sentirse emocionalmente agotados por tener que hacer malabarismos con el cuidado de los niños, el trabajo y otras responsabilidades familiares. Por eso es crucial ofrecerles un espacio para expresar sus emociones, ya sea a través de **grupos de apoyo a** padres, donde pueden compartir sus experiencias y encontrar consuelo, o mediante consultas psicológicas individuales.

No hay que olvidar a los hermanos y hermanas de un niño enfermo. Pueden sentirse desatendidos o celosos de la atención constante que requiere su hermano o hermana. Es importante que los padres, con la ayuda de los profesionales sanitarios, dediquen tiempo a explicar la situación a todos los hermanos y se aseguren de que cada niño recibe el apoyo emocional necesario.

Adaptación a la vida cotidiana: conciliar la enfermedad y la vida de niño

A pesar de la enfermedad, es importante que el niño pueda llevar una vida lo más normal posible. Esto significa encontrar un equilibrio entre el tratamiento y las actividades propias de su edad, como el juego, la escuela y el ocio. Por tanto, el apoyo a los niños enfermos debe incluir estrategias que les ayuden a **conciliar los cuidados médicos con sus necesidades de socialización y desarrollo personal**.

Para los niños en edad escolar, la educación puede convertirse en un reto cuando están frecuentemente hospitalizados o sometidos a tratamientos intensivos. Es esencial poner en marcha soluciones adecuadas, como la enseñanza a **domicilio** o los programas **de escuela hospitalaria**, que permitan a los niños continuar su educación a pesar de las limitaciones médicas. Estos programas son esenciales no sólo para su desarrollo intelectual, sino también para mantener un vínculo social con sus compañeros de clase y preservar una sensación de normalidad.

También hay que animar a los niños a **participar en actividades adaptadas a su estado de salud**, como deportes suaves o aficiones creativas, para mantener su bienestar mental y físico. El juego es especialmente importante para los niños más pequeños, ya que les permite expresarse, olvidarse temporalmente de su enfermedad y aumentar la confianza en sí mismos. Los cuidadores pueden incorporar momentos lúdicos a sus cuidados, por ejemplo utilizando juegos o actividades para distraer al niño durante los procedimientos médicos.

Preparar a los adolescentes para la independencia: ayudarles a tomar las riendas de su vida

Para los adolescentes con enfermedad renal crónica, el control de la enfermedad se convierte en un reto especial a medida que se acercan a la edad adulta. La adolescencia es una época de **búsqueda de autonomía** y autoafirmación, y los adolescentes pueden sentir una creciente necesidad de tomar el control de su tratamiento. Esto requiere un apoyo específico para ayudarles a **comprender su enfermedad**, seguir su tratamiento de forma independiente y asumir las decisiones médicas que les afectan.

Uno de los objetivos del apoyo es que el adolescente **desarrolle habilidades de autogestión**. Esto incluye enseñarles a controlar su salud (por ejemplo, a vigilar su peso o su tensión arterial), a entender los efectos secundarios de los medicamentos y a gestionar la diálisis domiciliaria si les preocupa. Los cuidadores pueden desempeñar un papel clave dando consejos prácticos y animando a los adolescentes a hacer preguntas y participar activamente en las consultas médicas.

Sin embargo, esta autonomía debe ir acompañada de un fuerte apoyo emocional, porque la adolescencia es también un periodo marcado por las **dudas sobre la identidad** y las preguntas sobre el futuro. Los adolescentes pueden sentirse muy frustrados por su enfermedad, que limita su libertad o les aparta de sus compañeros. Un apoyo psicológico adecuado puede ayudarles a superar estos retos, reforzar su autoestima y aceptar su enfermedad.

- **El impacto psicológico del tratamiento en los niños**: Apoyo lúdico y educativo.

La **prestación de apoyo lúdico y educativo** es un elemento central en el cuidado de los niños con enfermedades crónicas, como las que afectan a los riñones. El objetivo es crear un entorno asistencial en el que los niños puedan tanto aprender a comprender mejor su enfermedad como experimentar momentos de distracción y relajación, a pesar de las limitaciones médicas. El apoyo lúdico ayuda a transformar situaciones que suelen ser estresantes en experiencias más positivas, mientras que el enfoque educativo pretende proporcionar a los niños las herramientas que necesitan para comprender mejor su tratamiento y desarrollar habilidades que les ayuden a sobrellevar su enfermedad con mayor serenidad. Combinadas, estas dos dimensiones desempeñan un papel esencial en el bienestar general del niño.

El juego como herramienta de apoyo y consuelo

El juego es una parte esencial del desarrollo del niño y una forma natural de interactuar con el mundo que le rodea. Cuando la enfermedad impone duros tratamientos y estancias en el hospital, el juego se convierte en un poderoso medio de devolver al niño la sensación de control y normalidad. Crea momentos de ligereza en un entorno que a menudo provoca ansiedad, ayudando al niño a relajarse y a evadirse de la realidad del tratamiento médico.

En un contexto médico, el juego también puede proporcionar **apoyo emocional**. Los niños enfermos, especialmente los que tienen que someterse a tratamientos periódicos o dolorosos como diálisis o venopunciones, pueden desarrollar ansiedad o miedo ante la idea de estos procedimientos. El juego, como actividad divertida y envolvente, ayuda a desviar la atención del niño durante el tratamiento, reduciendo su estrés y el dolor percibido. Por ejemplo, el uso de videojuegos interactivos durante la diálisis puede distraer al niño del contexto médico durante un rato. Además, los payasos de hospital o los animadores especializados desempeñan un papel fundamental al utilizar el juego y el humor para aliviar la tensión.

El juego también tiene una función **social**, ya que ofrece a los niños hospitalizados o sometidos a tratamiento regular la oportunidad de establecer vínculos con otros jóvenes pacientes. Compartir momentos de juego ayuda a los niños a sentirse menos aislados, a conocer a otros niños que atraviesan situaciones similares y a redescubrir un espacio natural y espontáneo de comunicación. Esto es especialmente importante para los niños que, debido a su enfermedad, a veces se ven apartados de la escuela o de la vida social. Jugar en grupo les devuelve un sentimiento de pertenencia y normalidad.

Enfoque educativo: aprender a comprender su enfermedad

El enfoque educativo es otro aspecto fundamental del apoyo a los niños enfermos, sobre todo a los que padecen patologías crónicas como el síndrome nefrótico o la insuficiencia renal. Comprender su enfermedad y los tratamientos asociados puede ayudar a los niños a sentirse más en control, aceptar mejor la situación y ser más autónomos en la gestión de su salud. Sin embargo, esta comprensión debe adaptarse a la edad del niño, a su nivel de desarrollo y a su capacidad para integrar información compleja.

Un enfoque educativo eficaz se basa en **una comunicación sencilla y adecuada**. Los cuidadores, en particular los enfermeros pediátricos y los educadores sanitarios, desempeñan un papel crucial a la hora de explicar la enfermedad y los tratamientos de forma accesible. Por ejemplo, en el caso de un niño con insuficiencia renal, es importante explicarle por qué debe seguir una dieta baja en sal o potasio y qué efectos pueden tener estos minerales en el organismo. Para ello pueden utilizarse juegos educativos o ayudas visuales, como libros ilustrados, vídeos o dibujos interactivos.

Los talleres educativos también pueden ser una forma eficaz de ayudar a los niños a implicarse en su propio cuidado. Estos talleres permiten a los niños aprender, de forma divertida, a vigilar su salud o gestionar determinados aspectos de su tratamiento, como la toma de medicamentos o el control de la diuresis. Por ejemplo, pueden aprender a utilizar un tensiómetro para medir su tensión arterial o a interpretar los resultados de un análisis de orina. Estas actividades aumentan la confianza de los niños en sí mismos y les permiten comprender mejor las razones de los cuidados que reciben.

En el caso de los niños mayores, sobre todo los adolescentes, el enfoque educativo debe avanzar hacia **una capacitación gradual**. Se les puede animar a hacer preguntas sobre su enfermedad, a entender los efectos secundarios de los medicamentos y a participar activamente en las consultas médicas. Su participación en la gestión de su propia salud les prepara para la transición a la edad adulta, cuando serán responsables de su propio cuidado. Los adolescentes pueden, por ejemplo, participar en programas educativos que les introduzcan en los aspectos básicos de la autogestión, como programar citas médicas o gestionar los tratamientos en casa.

El apoyo lúdico como palanca de aprendizaje

El **juego y el apoyo educativo** no pretenden simplemente entretener o educar a los niños por separado: estas dos dimensiones pueden y deben complementarse. De hecho, el juego puede convertirse en una poderosa herramienta **de aprendizaje**. Por ejemplo, los juegos de rol o las dramatizaciones pueden servir para familiarizar a los niños con los procedimientos médicos a los que van a someterse. Representando el papel de un médico o una enfermera, los niños pueden entender mejor lo que les va a ocurrir y sentir menos miedo. Este enfoque lúdico también ayuda a disipar la ansiedad ante lo desconocido, haciendo que el tratamiento sea más accesible y menos intimidatorio.

Los **juegos educativos** digitales, o aplicaciones sanitarias interactivas, también se utilizan cada vez más para explicar conceptos médicos de forma atractiva. Estas herramientas permiten a los niños aprender a su ritmo, mientras se divierten. Pueden, por ejemplo, seguir cursos interactivos en los que tienen que resolver retos relacionados con la gestión de su enfermedad, como comer bien para cuidar sus riñones o acordarse de tomar sus medicamentos. Estos juegos aumentan la comprensión e implicación de los niños en su tratamiento, al tiempo que hacen que el aprendizaje sea divertido y estimulante.

Además, el juego puede servir de **canal para expresar** emociones que al niño le resulta difícil verbalizar. Las actividades creativas, como dibujar o pintar, pueden permitir a los niños representar sus emociones y miedos de una forma no necesariamente verbal. El juego terapéutico, supervisado por psicólogos o educadores, puede servir para explorar los sentimientos de los niños ante su enfermedad, como la ira, la tristeza o la ansiedad, y ayudarles a gestionarlos.

Implicar a las familias en el juego y el apoyo educativo

El apoyo lúdico y educativo no es sólo para cuidadores y educadores, sino también para las familias, que desempeñan un papel fundamental en el cuidado diario de un niño enfermo. Es necesario que padres y hermanos participen en estas actividades, no solo para reforzar el vínculo familiar, sino también para comprender mejor los retos por los que atraviesa el niño y ayudarle a superarlos.

Los talleres familiares, en los que padres e hijos participan juntos en actividades divertidas y educativas, ayudan a reforzar las habilidades de los padres para gestionar la enfermedad. Por ejemplo, los talleres de cocina pueden enseñar a padres e hijos a cocinar juntos platos adaptados a la dieta renal del niño, a la vez que hacen que la experiencia sea divertida y colaborativa. Del mismo modo, los juegos educativos sobre salud pueden utilizarse en el seno de la familia para concienciar a todos sobre los aspectos relacionados con el tratamiento del niño.

Implicar a la familia en estas actividades también ayuda a **reducir el aislamiento** que puede sentir el niño. Cuando un niño está enfermo, puede sentirse diferente de sus hermanos o amigos, y esta diferencia puede acentuarse si los cuidados o el tratamiento le separan del resto de la familia. Las actividades divertidas y educativas compartidas ayudan a reforzar los vínculos y a crear momentos de alegría y unión, incluso en un contexto médico difícil.

Capítulo 14

Cuidados paliativos en nefrología

- **La insuficiencia renal terminal y el final de la vida**: apoyo a un paciente en cuidados paliativos nefrológicos.

Apoyar a un paciente en **cuidados paliativos nefrológicos** es un proceso profundamente humano, marcado por un enfoque holístico que tiene en cuenta no sólo el sufrimiento físico, sino también las dimensiones psicológica, social y espiritual de la experiencia del paciente. En el contexto de la enfermedad renal crónica terminal, los cuidados paliativos pretenden mejorar la calidad de vida del paciente cuando los tratamientos curativos ya no son eficaces o apropiados, y aliviar los síntomas respetando la dignidad del paciente. El apoyo de los cuidados paliativos nefrológicos implica un enfoque multidisciplinar, una escucha atenta y una presencia continua con el paciente y su familia.

Comprender la naturaleza específica de los cuidados paliativos nefrológicos

En el contexto de la nefrología, los cuidados paliativos suelen iniciarse cuando la enfermedad renal crónica avanza hacia una fase terminal y las opciones terapéuticas, como la diálisis o el trasplante, ya no son deseables o posibles. Esta fase de la enfermedad se caracteriza por un deterioro progresivo de la función renal, acompañado de complicaciones como insuficiencia cardiaca, desequilibrios electrolíticos, hiperpotasemia y fatiga profunda. El tratamiento ya no se centra en curar la enfermedad, sino en aliviar **los síntomas** y controlar el **dolor** y las **molestias** que causan.

El primer reto de los cuidados paliativos en nefrología es tener en cuenta la **complejidad de los síntomas**. Los pacientes pueden padecer dolor crónico, problemas digestivos (como náuseas y vómitos), picor intenso (prurito urémico), edema, dificultades respiratorias y fatiga incapacitante. El control de los síntomas debe estar en el centro del apoyo prestado, prestando especial atención al tratamiento del dolor con **analgésicos adecuados**, teniendo en cuenta la fragilidad de los riñones. Los medicamentos deben elegirse cuidadosamente para evitar agravar la insuficiencia renal, lo que hace más delicado el tratamiento farmacológico.

Un enfoque multidisciplinar y personalizado

Los cuidados paliativos requieren un **enfoque multidisciplinar**, en el que participan distintos profesionales sanitarios, cada uno con su propia experiencia para mejorar la calidad de vida del paciente. El equipo asistencial incluye nefrólogos, enfermeras especializadas, auxiliares asistenciales, psicólogos, dietistas, trabajadores sociales y, en ocasiones, asesores espirituales. Cada miembro del equipo desempeña una función específica, pero todos colaboran para garantizar que el paciente reciba una atención integral.

La función del nefrólogo en los cuidados paliativos es vigilar la evolución de la enfermedad, ajustar los tratamientos para controlar los síntomas evitando intervenciones innecesarias, y ayudar al paciente y a su familia a tomar decisiones informadas sobre las opciones al final de la vida. Por ejemplo, en las fases avanzadas de la insuficiencia renal, puede decidirse interrumpir la diálisis si ya no ayuda a mejorar la calidad de vida y centrar los cuidados en el confort.

Los enfermeros y auxiliares sanitarios desempeñan un papel crucial en el seguimiento diario de los pacientes. A menudo son los primeros en identificar nuevos síntomas o evaluar la eficacia de los tratamientos contra el dolor. Su presencia regular con el paciente ayuda a crear un vínculo de confianza, esencial para ofrecerle apoyo emocional. Se aseguran de que el paciente esté cómodo, tenga acceso a los cuidados básicos (aseo, hidratación, dieta adecuada) y vigilan si hay signos de angustia o empeoramiento del estado general.

Los cuidados paliativos deben **adaptarse a** las necesidades y deseos del paciente. Esto incluye no sólo el alivio de los síntomas físicos, sino también tener en cuenta las **aspiraciones y preferencias personales** del paciente respecto al final de la vida.

Algunos pacientes expresan deseos específicos, como quedarse en casa, limitar determinadas intervenciones médicas o recibir apoyo espiritual. Respetar estas elecciones es fundamental para garantizar que los cuidados paliativos se adapten a la individualidad de cada paciente.

Apoyar la dimensión emocional y psicológica

Uno de los aspectos más importantes de los cuidados paliativos es **el tratamiento de las emociones**. Los pacientes al final de la vida suelen pasar por fases de **angustia, tristeza, rabia o resignación** ante la enfermedad. El anuncio del final de un tratamiento curativo puede suponer un shock, y los pacientes necesitan un apoyo amable y comprensivo para aceptar esta nueva realidad. Escuchar es esencial. Los cuidadores, al igual que los seres queridos, deben saber estar presentes sin imponerse, permitiendo a los pacientes expresar sus angustias o pesares, sin minimizar sus sentimientos.

El miedo al dolor y al sufrimiento suele ser una de las principales fuentes de ansiedad de los pacientes al final de la vida. Por ello, es esencial explicar claramente al paciente que existen soluciones para controlar el dolor y que el equipo asistencial hará todo lo posible para garantizar su comodidad. Esta tranquilidad ayuda a calmar la ansiedad y a promover un ambiente más sereno.

El apoyo psicológico también es esencial. Los psicólogos que trabajan en cuidados paliativos ayudan a los pacientes a afrontar su enfermedad, expresar sus emociones y gestionar el duelo anticipado de sus propias vidas. Algunos pacientes también desean apoyo espiritual, ya sea a través de consejeros religiosos o simplemente debates sobre el sentido de la vida, la muerte y las secuelas. Respetar las creencias y valores espirituales del paciente, sin juzgarlo, es una parte esencial del apoyo.

Apoyo a las familias: duelo anticipado y apoyo emocional

Las familias de los pacientes de cuidados paliativos nefrológicos también atraviesan un período difícil, marcado por el **duelo anticipado**, la ansiedad por ver sufrir a su ser querido y el miedo a lo desconocido. El apoyo a las familias es una parte integral de los cuidados paliativos, ya que su bienestar emocional tiene un impacto directo en la calidad de vida del paciente. Hay que ayudar a los familiares a comprender la enfermedad, las etapas del final de la vida y a aceptar la inevitabilidad de la muerte.

El apoyo emocional a las familias adopta muchas formas. Los cuidadores deben estar disponibles para responder preguntas, proporcionar información clara y transparente y ofrecer un espacio de escucha para que las familias puedan expresar sus miedos y su dolor. Los grupos de apoyo, las consultas con psicólogos o incluso las conversaciones informales con el equipo asistencial pueden ayudar a aligerar la carga emocional que soportan las familias.

Los cuidadores también deben asegurarse de que las familias no se vean abrumadas por los **cuidados cotidianos**, sobre todo cuando el paciente es atendido en casa. Se puede recurrir a asistentes o servicios de ayuda a domicilio para aliviar la carga de los familiares y permitirles concentrarse en su función de apoyo emocional. Aliviar la carga física y mental permite a la familia pasar tiempo de calidad con su ser querido, algo esencial en esta fase de la vida.

Respetar la dignidad y los deseos de los pacientes al final de la vida

Uno de los principios fundamentales de los cuidados paliativos es el **respeto de la dignidad** del paciente. Es esencial preservar, en la medida de lo posible, la autonomía y la capacidad del paciente para tomar decisiones al final de su vida. Esto incluye respetar los deseos expresados por el paciente en **las voluntades anticipadas**, o en las conversaciones con los cuidadores y la familia. Los pacientes deben estar plenamente informados de sus opciones y poder expresar sus preferencias sobre el tratamiento, los cuidados paliativos y las circunstancias que rodean su muerte.

El respeto de la dignidad también implica la forma en que se atiende a los pacientes a diario. Mantener la higiene personal, cuidar la apariencia, respetar la intimidad y garantizar que el paciente se sienta cómodo contribuyen a este sentimiento de dignidad. Incluso al final de la vida, los pacientes deben poder sentirse valorados y respetados como personas.

- **La importancia de la calidad de vida**: aliviar los síntomas y ofrecer confort en los últimos momentos.

Aliviar los síntomas y ofrecer confort en los últimos momentos de la vida es el núcleo del enfoque paliativo, en el que el objetivo ya no es curar la enfermedad, sino garantizar que el final de la vida sea lo más sereno y tranquilo posible. En este contexto, los cuidados no se limitan a la gestión del dolor físico, sino que también incluyen un apoyo global destinado a ofrecer a la persona la mejor **calidad de vida** posible a pesar de la progresión de la enfermedad. Este enfoque implica no sólo un control riguroso de los síntomas, sino también un apoyo compasivo y atento que respete la dignidad y los deseos del paciente.

Aliviar los síntomas físicos: un objetivo clave

En los cuidados paliativos, uno de los aspectos más cruciales es **aliviar los** síntomas **físicos** que pueden volverse intensos e incapacitantes a medida que se acerca el final de la vida. Los pacientes que padecen enfermedades crónicas avanzadas, como la insuficiencia renal terminal, pueden experimentar una amplia gama de síntomas, como **dolor crónico, dificultades respiratorias, náuseas, fatiga extrema** y **problemas digestivos**. Cada uno de estos síntomas debe tratarse individualmente para garantizar el máximo alivio.

El tratamiento del dolor suele ser una preocupación central en los cuidados paliativos. Es esencial garantizar que el paciente no sufra innecesariamente. El dolor puede aliviarse con fármacos, desde analgésicos simples (como el paracetamol) hasta opiáceos más potentes (como la morfina), en función de la gravedad y la naturaleza del dolor. El ajuste de la dosis debe calibrarse con precisión para proporcionar un alivio eficaz sin inducir efectos secundarios excesivos, como somnolencia o confusión. Los cuidadores deben estar atentos a las necesidades del paciente, ajustando los tratamientos a medida que progresa el dolor y respondiendo rápidamente a cualquier empeoramiento de los síntomas.

Además del dolor, los pacientes pueden sufrir **síntomas respiratorios** como disnea, que puede ser muy angustiosa. Pueden instaurarse tratamientos para aliviar esta sensación de falta de aire, como oxigenoterapia, fármacos para reducir la sensación de falta de aire (como los ansiolíticos) y técnicas de posicionamiento para facilitar la respiración. En algunos casos, unos simples ajustes ambientales, como abrir una ventana o utilizar un ventilador, pueden mejorar considerablemente el confort respiratorio.

Los **síntomas gastrointestinales**, como las náuseas, los vómitos y el estreñimiento, también son frecuentes en los pacientes terminales, sobre todo en los que reciben tratamiento con opiáceos. Los cuidadores deben estar atentos a estos efectos secundarios e introducir tratamientos específicos, como antieméticos para las náuseas o laxantes para evitar el estreñimiento. Cada síntoma, por leve que parezca, debe tenerse en cuenta, porque puede convertirse en una fuente de sufrimiento considerable si no se trata rápidamente.

El prurito urémico, frecuente en pacientes con enfermedad renal terminal, es un picor intenso debido a la acumulación de toxinas en el organismo. Este síntoma puede ser extremadamente incómodo y alterar el sueño y la calidad de vida. Para reducir este síntoma pueden instaurarse tratamientos específicos, como cremas calmantes, antihistamínicos o incluso diálisis más frecuentes.

Ofrecer confort: atención al más mínimo detalle

Una de las piedras angulares de los cuidados paliativos es **hacer que** los pacientes **se sientan lo más cómodos posible** en sus últimos momentos, asegurándose de que estén físicamente a gusto y se sientan emocionalmente seguros. Esto implica una multitud de pequeñas acciones y atenciones que, combinadas, ayudan a crear un entorno tranquilizador.

La posición del paciente es un factor clave. Una persona confinada en cama durante largos periodos puede desarrollar rápidamente dolor o malestar debido a la inmovilidad. Los auxiliares asistenciales y el personal de enfermería deben cambiar regularmente de posición al paciente para prevenir las úlceras por presión y aliviar los puntos de presión. El uso de **cojines adecuados** y colchones antiescaras también puede ayudar a prevenir este dolor. A veces, un simple cambio de posición (como elevar ligeramente la cama o colocar una almohada bajo las piernas) puede mejorar notablemente la comodidad del paciente.

La higiene personal también es esencial para el bienestar del paciente. Aunque algunos enfermos terminales pueden estar demasiado débiles para lavarse, los cuidadores pueden ofrecerles un aseo adecuado, que es importante no sólo para el confort físico, sino también para preservar la dignidad del paciente. El uso de toallitas húmedas, productos suaves y el cuidado de la apariencia (como cepillarse el pelo o hidratar la piel) pueden proporcionar una sensación de frescor y bienestar, incluso cuando el estado de salud se deteriora.

La **hidratación y la nutrición** también deben adaptarse al estado del paciente. Cuando disminuye el apetito o resulta difícil tragar, es esencial respetar las necesidades del paciente sin obligarle a comer o beber. Las soluciones pueden incluir pequeños bocados fáciles de tragar, líquidos espesados o incluso nutrición artificial, si el paciente y su familia así lo desean. Lo importante es respetar los límites del paciente, evitando cualquier incomodidad adicional.

Confort emocional: ofrecer una presencia afectuosa

El confort emocional es tan importante como el físico, y a menudo es lo que determina que los últimos momentos de la vida se vivan con serenidad. El final de la vida puede ser un momento de gran **ansiedad** para los pacientes, que a menudo se sienten vulnerables y enfrentados a temores profundamente arraigados, como el dolor, el sufrimiento o la propia muerte. Una **presencia humana constante** y afectuosa es esencial para disipar estos temores.

Uno de los aspectos más importantes del apoyo es la **escucha activa**. Esto significa estar ahí para el paciente, escucharle sin juzgarle, sin tratar de minimizar sus ansiedades, y ofrecerle un espacio en el que pueda expresar sus miedos, arrepentimientos o deseos. A menudo no es necesario tener respuestas preparadas. Basta con estar ahí, coger la mano del paciente u ofrecerle palabras tranquilizadoras para crear un clima de seguridad emocional. Esta presencia afectuosa es igual de importante para los seres queridos, que también pueden sentirse angustiados ante la muerte inminente de un ser querido.

Algunas personas encuentran consuelo en **la espiritualidad** o la **religión**, y es esencial respetar las creencias de los pacientes y permitirles vivir sus últimos momentos de acuerdo con sus convicciones. Esto puede implicar la presencia de un asesor espiritual, la práctica de rituales religiosos o simplemente conversaciones sobre el significado de la vida y la muerte. Es importante que los cuidadores adopten un enfoque abierto y no directivo, que permita a los pacientes elegir cómo desean pasar estos momentos.

Apoyo a los seres queridos: una parte esencial de los últimos momentos

Además de atender al paciente, **los cuidados paliativos** incluyen el **apoyo a las familias**. Para los familiares, los últimos momentos de la vida pueden ser especialmente duros. Se enfrentan al dolor de perder a un ser querido, al miedo de verlo sufrir y, a menudo, a un sentimiento de impotencia. El papel de los cuidadores no es sólo acompañar al paciente, sino también **apoyar a los familiares**, ayudándoles a comprender las distintas etapas del final de la vida, informándoles de lo que pueden esperar y ofreciéndoles un espacio para expresar sus emociones.

Es importante implicar a los familiares en los cuidados, si así lo desean. Se les puede invitar a participar en gestos sencillos, como coger la mano del paciente, hablarle o ayudarle a tranquilizarse de nuevo. Estos momentos compartidos ayudan a mantener un fuerte **vínculo emocional** y dan sentido a los últimos momentos. Los cuidadores también deben ofrecer apoyo psicológico a las familias, escuchando sus temores y preguntas, y ayudándoles a aceptar el final de la vida de su ser querido.

- **Apoyo a los allegados en el duelo**: cómo ayudar a las familias en esta delicada fase.

Apoyar a las familias durante la delicada fase de los cuidados paliativos de un ser querido es una parte esencial de la atención al final de la vida. Las familias, al igual que los pacientes, atraviesan un periodo de profunda agitación emocional y psicológica. Se enfrentan al dolor de una pérdida inminente, a la incertidumbre sobre la evolución de la enfermedad y al peso de las decisiones sobre los cuidados. Este apoyo debe ser práctico, emocional y psicológico, respetando al mismo tiempo las necesidades individuales de los miembros de la familia, que pueden reaccionar de forma diferente ante la situación.

Ofrecer un oído comprensivo y empático

El apoyo a las familias empieza por **una escucha activa y comprensiva**. Ante el sufrimiento de un ser querido, las familias suelen sentir una compleja mezcla de emociones: tristeza, miedo, frustración, a veces incluso ira o culpabilidad. Es fundamental crear un espacio en el que puedan **expresar libremente** estos sentimientos sin temor a ser juzgados. Los cuidadores, en particular enfermeras, auxiliares, psicólogos y médicos, deben estar disponibles para responder a las preguntas, escuchar las preocupaciones y ofrecer explicaciones claras y tranquilizadoras sobre el estado del paciente y el curso del tratamiento.

Esta escucha debe estar marcada por la **empatía**, reconociendo que cada miembro de la familia puede experimentar el proceso de duelo anticipado de una manera única. Algunos querrán hablar largo y tendido sobre sus emociones, mientras que otros permanecerán retraídos o necesitarán momentos de silencio. El papel de los cuidadores es **adaptarse a cada situación**, sin forzar a las personas a hablar, pero permaneciendo presentes y abiertos en todo momento cuando surja la necesidad de comunicación.

Proporcionar información clara y adecuada

Una de las mayores tensiones para las familias durante esta delicada fase es la **incertidumbre** sobre cómo evolucionará el estado de salud del paciente. Las familias pueden sentirse perdidas o impotentes ante los síntomas, los tratamientos y el deterioro gradual de su ser querido. Por eso es esencial **proporcionarles información clara**, comprensible y adaptada a su nivel de conocimientos médicos. Los cuidadores deben explicar, en términos sencillos, lo que la familia puede esperar en los próximos días o semanas, describiendo los signos de progresión de la enfermedad, las opciones de cuidados disponibles y los medios puestos en marcha para garantizar la comodidad del paciente.

Esta transparencia ayuda a **reducir la ansiedad** de las familias al permitirles anticipar mejor los pasos que les esperan. Por ejemplo, explicar por qué se administran determinados medicamentos, cómo se trata el dolor o qué significan ciertos signos físicos (como cambios en la respiración o aumento de la somnolencia) ayuda a las familias a prepararse emocionalmente y evitar interpretaciones erróneas o reacciones que provoquen ansiedad.

Ayuda en la toma de decisiones: apoyo en elecciones difíciles

Las familias se enfrentan a menudo a **decisiones difíciles** al final de la vida, sobre todo cuando se trata de elegir entre continuar con determinados tratamientos o concentrarse únicamente en los cuidados paliativos. Estas elecciones pueden ser una fuente de ansiedad y culpabilidad, ya que los familiares pueden sentir que están "traicionando" al paciente al interrumpir un tratamiento activo, o pueden temer tomar una decisión que no comprenden del todo.

El papel de los cuidadores es **guiar a las familias** a través de estas elecciones, explicando con compasión y claridad las diferentes opciones disponibles, sus implicaciones y los resultados esperados. Hay que tranquilizar a las familias diciéndoles que elegir cuidados paliativos o limitar las intervenciones médicas no significa "rendirse", sino respetar los deseos del paciente y maximizar su comodidad. Al tomarse el tiempo necesario para hablar de **las voluntades anticipadas** del paciente, en caso de que existan, y al fomentar el diálogo abierto dentro de la familia, los cuidadores ayudan a aligerar la carga de la toma de decisiones.

Fomentar la participación en los cuidados y compartir momentos

Tomar parte activa en el cuidado de un ser querido al final de la vida puede ser una forma de que las familias sigan **implicadas** y mantengan un fuerte vínculo con el paciente. Algunos familiares pueden sentirse cómodos participando en actividades cotidianas, como ayudar a dar un vaso de agua, coger de la mano o simplemente estar presentes en los momentos de cuidado. Los cuidadores pueden fomentar esta implicación, asegurándose al mismo tiempo de que no se convierta en una carga excesiva para la familia. Es importante ofrecerles momentos de **respiro** cuando sea necesario, recordándoles que no están solos en esta responsabilidad.

Además, es fundamental crear **momentos de convivencia** entre el paciente y su familia. Pueden ser momentos sencillos, como leer un libro, escuchar música juntos, mirar fotos o simplemente estar presentes en silencio. Estos momentos ayudan a reforzar el vínculo emocional y permiten a las familias crear recuerdos significativos con su ser querido, incluso en esta fase terminal. El apoyo de los cuidadores, que garantizan que estos momentos se desarrollen en condiciones óptimas (por ejemplo, asegurándose de que el paciente esté cómodo y de que el dolor esté bien controlado), es esencial.

Ofrecer apoyo psicológico: afrontar el duelo anticipado

El duelo anticipado es una realidad para las familias cuyo ser querido se está muriendo. Empiezan a afrontar la pérdida incluso antes de que se produzca la muerte, lo que puede generar una compleja mezcla de emociones, desde tristeza y rabia hasta culpa y, a veces, alivio cuando el sufrimiento del paciente llega a su fin. **El apoyo psicológico** es esencial para ayudar a las familias a navegar a través de estas emociones y encontrar formas de expresarlas y comprenderlas.

Los psicólogos y asesores de cuidados paliativos pueden ofrecer **entrevistas individuales o familiares** para ayudar a las personas a verbalizar sus emociones, anticiparse al duelo y encontrar formas de apoyar al paciente sin dejar de velar por su propio bienestar. Los grupos de apoyo, donde las familias pueden conocer a otras en una situación similar, también ofrecen un espacio para compartir y comprenderse mutuamente, ayudando a romper el aislamiento que pueden sentir algunos familiares.

Garantizar la continuidad del apoyo tras el fallecimiento

El apoyo a las familias no termina con la muerte del paciente. El periodo que sigue a la pérdida puede ser especialmente difícil, y las familias pueden sentir una profunda necesidad de ser **acompañadas en su duelo**. Los equipos de cuidados paliativos pueden mantenerse en contacto con los familiares, ofrecerles recursos para el duelo (como consultas con psicólogos, grupos de discusión o asesores en duelo) y remitirles a **los servicios de apoyo adecuados**.

Es importante reconocer que cada miembro de la familia puede vivir el duelo de una manera diferente: algunos sentirán una profunda tristeza, otros alivio y, a veces, una mezcla de ambos. Los cuidadores deben procurar no minimizar estas reacciones y ofrecer un espacio en el que cada emoción sea acogida con respeto y amabilidad.

Capítulo 15

El entorno y la gestión de riesgos en el servicio de nefrología

- **Higiene y prevención de infecciones en nefrología**: precauciones específicas para pacientes en diálisis o inmunodeprimidos.

Los pacientes sometidos a diálisis o que sufren inmunodeficiencias son **especialmente vulnerables** debido a su frágil estado de salud y a los tratamientos que reciben. Para estos pacientes deben tomarse precauciones específicas a fin de prevenir infecciones, minimizar las complicaciones relacionadas con la atención médica y garantizar un entorno asistencial seguro. Los riesgos son mayores para estas dos categorías de pacientes, debido a la supresión o alteración de sus defensas inmunitarias, o a la necesidad de procedimientos invasivos regulares, como la diálisis. Comprender y aplicar estas precauciones puede ayudar a reducir el riesgo de complicaciones graves y ofrecer la mejor protección posible a estos pacientes vulnerables.

Prevención de infecciones: un tema clave

Los pacientes **en diálisis** y los **pacientes inmunodeprimidos** corren un mayor riesgo de contraer infecciones, ya sean de origen bacteriano, vírico o fúngico. Los pacientes en diálisis, en particular los que tienen fístulas arteriovenosas o catéteres centrales, corren riesgo de infección por los dispositivos de acceso vascular. Del mismo modo, los pacientes inmunodeprimidos, ya sea debido a un tratamiento inmunosupresor (como después de un trasplante) o a una enfermedad autoinmune, tienen una capacidad reducida para luchar contra los patógenos, lo que les expone a infecciones graves que a menudo son difíciles de tratar.

Higiene estricta de las manos y del equipo médico

La primera línea de defensa contra las infecciones es **la higiene rigurosa de las manos**, tanto del personal sanitario como de los pacientes y sus familiares. Lavarse las manos con agua y jabón, o con una solución hidroalcohólica antes y después de cada contacto con el paciente o el equipo médico, es esencial para evitar la transmisión de gérmenes. Esto es especialmente importante durante las sesiones de diálisis, cuando el riesgo de infección es alto debido a la manipulación regular de la fístula o el catéter.

Por lo que respecta a **los equipos médicos**, cada dispositivo debe desinfectarse o esterilizarse cuidadosamente antes de utilizarlo en un paciente inmunodeprimido o en diálisis. Los equipos asistenciales deben seguir protocolos estrictos de desinfección para evitar la contaminación cruzada. En el caso de los catéteres de diálisis o las vías venosas, **las técnicas de manipulación aséptica** son esenciales para prevenir la infección del lugar de inserción, que puede derivar en infecciones graves como la septicemia.

Vacunas y profilaxis

Los pacientes inmunodeprimidos o en diálisis necesitan **una protección vacunal adicional**, ya que son más propensos a contraer infecciones graves como la gripe, la enfermedad neumocócica o la hepatitis B. La vacunación contra la gripe se recomienda todos los años, al igual que la vacuna antineumocócica, que protege contra infecciones respiratorias potencialmente mortales. Además, la vacunación contra la hepatitis B es especialmente importante para los pacientes en diálisis, ya que pueden estar expuestos al riesgo de contaminación durante el tratamiento.

Además de las vacunas, se pueden establecer **medidas profilácticas**, sobre todo para prevenir las infecciones fúngicas o bacterianas en pacientes sometidos a tratamiento inmunosupresor tras un trasplante. Estos tratamientos preventivos, como antibióticos o antifúngicos, reducen el riesgo de infección en un momento en que las defensas inmunitarias están muy debilitadas.

Precauciones adicionales durante las epidemias

Durante los periodos **epidémicos**, como los de gripe o COVID-19, los pacientes inmunodeprimidos o en diálisis deben estar aún más protegidos. Esto incluye limitar las visitas, utilizar sistemáticamente **equipos de protección personal** (como mascarillas) y aislar a los pacientes que muestren síntomas de infección. Los centros de diálisis deben aplicar **protocolos estrictos de triaje** para identificar a los pacientes con riesgo de infección y adaptar su tratamiento, por ejemplo dializándolos en salas separadas o al final de la jornada para evitar el contacto con otros pacientes.

Cuidados específicos para pacientes en diálisis

Los pacientes en diálisis, ya sea hemodiálisis o diálisis peritoneal, requieren cuidados especiales para minimizar el riesgo de complicaciones asociadas a su tratamiento. La hemodiálisis, en particular, expone a los pacientes a una manipulación frecuente de su sistema vascular, lo que requiere una vigilancia adicional.

Prevención de las infecciones del sitio de acceso vascular

Una de las complicaciones más graves para los pacientes en hemodiálisis es **la infección del lugar de acceso vascular**, ya sea una fístula arteriovenosa o un catéter central. Los cuidadores deben seguir rigurosos procedimientos de desinfección antes de cada punción. Esto incluye una limpieza cuidadosa de la piel alrededor del lugar de inserción y el uso de soluciones antisépticas para evitar la contaminación bacteriana. Además, es importante vigilar periódicamente el lugar de acceso para detectar cualquier signo de infección, como enrojecimiento, hinchazón, calor o secreción. Si se sospecha una infección, puede ser necesario un tratamiento rápido con antibióticos para evitar que la infección se extienda y se convierta en sistémica.

Control de las fístulas arteriovenosas

La **fístula arteriovenosa** es la vía de acceso preferida para la diálisis, ya que presenta menos riesgo de infección que los catéteres. Sin embargo, también puede ser propensa a complicaciones, como **trombosis** (formación de coágulos) o estenosis (estrechamiento de los vasos). Por tanto, es esencial que los cuidadores y los pacientes controlen regularmente el **soplo de la fístula** (el sonido o vibración que indica un buen flujo sanguíneo) e informen de cualquier cambio en su aspecto o funcionalidad. Una intervención precoz puede ayudar a prevenir complicaciones más graves, como la pérdida de la fístula.

Equilibrio hídrico y nutricional

Los pacientes en diálisis deben seguir **dietas estrictas** para mantener un equilibrio adecuado de líquidos y electrolitos. Debe prestarse especial atención a la ingesta de líquidos, sodio, potasio y fósforo, ya que una gestión inadecuada puede provocar complicaciones graves como hiperpotasemia, edema pulmonar o problemas cardíacos. Los cuidadores, en colaboración con los dietistas, deben evaluar periódicamente la **ingesta alimentaria** de los pacientes y ajustar las recomendaciones dietéticas en función de los resultados de los análisis biológicos y de la evolución clínica del paciente.

Cuidados específicos para pacientes inmunodeprimidos

Los pacientes inmunodeprimidos, ya sea debido a tratamientos inmunosupresores (tras trasplantes de riñón o enfermedades autoinmunes) o a una afección médica subyacente, requieren cuidados específicos para **reducir el riesgo de infección** y vigilar la aparición de signos precoces de complicaciones.

Seguimiento postrasplante renal

Los pacientes **trasplantados de riñón** son tratados con fármacos inmunosupresores para evitar el rechazo del injerto. Aunque estos fármacos son esenciales, debilitan las defensas inmunitarias del paciente, lo que aumenta considerablemente el riesgo de infecciones. Por ello, es fundamental mantener **controles médicos regulares**, que incluyan análisis de sangre frecuentes para controlar la función renal y detectar cualquier signo de rechazo, infección o toxicidad de los fármacos.

Las consultas periódicas también garantizan que el paciente sigue las recomendaciones sobre medidas higiénicas, medicación y restricciones dietéticas. En caso de fiebre, síntomas respiratorios o digestivos, los pacientes inmunodeprimidos deben buscar atención médica inmediata, ya que una infección puede agravarse rápidamente.

Evitar las fuentes de infección

Para los pacientes inmunodeprimidos, es esencial **limitar la exposición a posibles fuentes de infección**. Esto incluye el contacto con personas enfermas, lugares concurridos o entornos susceptibles de contener gérmenes, como hospitales o clínicas. En casa, los familiares y cuidadores deben tomar **precauciones adicionales**, como llevar mascarillas en caso de resfriado o gripe, desinfectar las superficies con regularidad y evitar acercar a personas enfermas al paciente.

Los pacientes también deben evitar ciertos **alimentos de alto riesgo**, como los productos no pasteurizados, la carne o el pescado crudos y las verduras mal lavadas, que pueden ser portadores de infecciones alimentarias graves. Los cuidadores y dietistas pueden proporcionar **asesoramiento nutricional personalizado** para garantizar que la dieta del paciente sea segura y equilibrada.

- **Gestión de residuos médicos**: protocolo de clasificación y gestión de riesgos infecciosos.

Los protocolos de triaje y la **gestión de riesgos infecciosos** son elementos cruciales para garantizar la seguridad de los pacientes, sobre todo en entornos donde la vulnerabilidad a las infecciones es elevada, como la diálisis, la inmunodepresión y las enfermedades crónicas. Estos protocolos están diseñados para prevenir la propagación de infecciones dentro de los centros sanitarios e identificar rápidamente a los pacientes de riesgo, con el fin de ofrecerles una atención adecuada y limitar al mismo tiempo el riesgo de contaminación cruzada. La aplicación rigurosa de estos protocolos es esencial para proteger tanto a los pacientes como a los cuidadores y garantizar un entorno asistencial seguro.

Protocolo de triaje: identificación y aislamiento de pacientes de riesgo

Examinar a los pacientes nada más llegar a un establecimiento sanitario es un paso crucial para prevenir la propagación de infecciones, sobre todo en caso de epidemia o de presencia de enfermedades contagiosas. El triaje consiste en **evaluar rápidamente** el estado de salud de los pacientes en el momento de su ingreso, con el fin de detectar a aquellos que presenten signos de infección o que puedan propagar una enfermedad infecciosa. Este proceso es especialmente importante en los servicios con pacientes frágiles, como nefrología u oncología, donde el riesgo de infección puede tener graves consecuencias.

Detección precoz de los signos de infección

En el cribado, es esencial identificar **los primeros signos** de infección, como fiebre, tos, dificultades respiratorias o síntomas digestivos como diarrea. A menudo se utiliza un **cuestionario sistemático** para recabar información sobre los síntomas del paciente, su historial médico reciente y cualquier contacto con personas enfermas. Esta evaluación permite **clasificar a** los pacientes **en** función de su nivel de riesgo infeccioso, de modo que su atención pueda adaptarse inmediatamente.

El triaje rápido es aún más importante en departamentos como los centros de diálisis, donde acuden habitualmente muchos pacientes inmunodeprimidos. Un paciente que muestre signos de infección, ya sea por una enfermedad respiratoria como la gripe o una infección bacteriana, debe ser **aislado** inmediatamente para evitar la contaminación de otros pacientes. A menudo es necesario habilitar un área o cubículo específico para la atención de los pacientes infectados, a fin de garantizar la separación física de los demás pacientes.

Aislamiento de pacientes de alto riesgo

Si se identifica a un paciente como posible portador de una infección contagiosa, debe aplicarse un **aislamiento** adecuado. Este aislamiento puede llevarse a cabo en habitaciones específicas o cubículos individuales equipados con sistemas de ventilación adecuados para evitar la propagación de gérmenes por el aire. También es posible aplicar el **aislamiento en el domicilio**, en los casos en que se recomiende, dando instrucciones claras a los pacientes y sus familias sobre las precauciones que deben tomar para evitar la contaminación de quienes les rodean.

Los cuidadores de pacientes con alto riesgo de infección deben utilizar **equipos de protección individual (EPI)**, como mascarillas, guantes, batas y gafas protectoras. El uso adecuado del EPP es crucial para evitar que los propios cuidadores se conviertan en vectores de transmisión. Deben seguirse protocolos estrictos para **colocarse y quitarse** estos equipos, con una desinfección sistemática después de cada contacto con un paciente de riesgo.

Gestión de riesgos infecciosos: un enfoque sistemático y preventivo

La gestión del riesgo infeccioso se basa en una serie de **medidas preventivas** y **curativas** destinadas a limitar la transmisión de agentes patógenos dentro de los establecimientos sanitarios. Estas medidas se adaptan a los distintos tipos de infección (bacteriana, vírica, fúngica) y se aplican en función del nivel de riesgo del paciente y su entorno. La gestión del riesgo infeccioso es un proceso que implica no sólo al personal sanitario, sino también a los pacientes, visitantes y familiares.

Higiene de manos y superficies: una prioridad absoluta

La higiene de las manos es uno de los pilares de la prevención de infecciones. Cuidadores, pacientes y visitantes deben recibir formación sobre la importancia de lavarse las manos antes y después de cada contacto con el paciente o con superficies potencialmente contaminadas. El uso de **soluciones hidroalcohólicas** está muy extendido en los centros sanitarios y debe sistematizarse en las áreas donde el riesgo de infección es elevado, como los departamentos de diálisis u oncología.

Las superficies que se tocan con frecuencia, como los tiradores de las puertas, las camas, los dispositivos médicos o los carros de asistencia, deben **desinfectarse** con regularidad. Los protocolos de limpieza incluyen el uso de desinfectantes eficaces contra patógenos comunes, como bacterias resistentes (por ejemplo, Staphylococcus aureus resistente a la meticilina) o virus (por ejemplo, SARS-CoV-2). Equipos de limpieza especialmente formados deben encargarse del mantenimiento regular de las zonas de riesgo.

Control de las infecciones nosocomiales

Las infecciones nosocomiales, es decir, las contraídas en el hospital, representan un riesgo importante, sobre todo para los pacientes inmunodeprimidos o en diálisis. Estas infecciones pueden producirse durante procedimientos invasivos (cateterismo, cirugía, diálisis) o como consecuencia del entorno hospitalario. La gestión de los riesgos infecciosos en este contexto se basa en **protocolos** rigurosos **de esterilización** de todo el material utilizado (agujas, catéteres, dispositivos médicos) y una atención particular a la **asepsia** durante los cuidados. Los cuidadores deben recibir formación sobre buenas prácticas para reducir el riesgo de contaminación cruzada, en particular utilizando material de un solo uso o esterilizándolo entre cada uso.

Los catéteres de diálisis, por ejemplo, son puntos de entrada frecuentes de infecciones. Un protocolo estricto de manejo de los catéteres, que incluya su manipulación con técnicas estériles y una vigilancia periódica, puede reducir el riesgo de infecciones de los accesos vasculares. También es esencial vigilar los puntos de acceso en busca de **signos de infección**, como enrojecimiento, hinchazón, calor o dolor, para poder actuar con rapidez si se sospecha una infección.

Gestión de los flujos de pacientes y personal

En entornos de alto riesgo, como los centros de diálisis o las unidades de cuidados intensivos, la **gestión del flujo de pacientes** y personal es una parte importante de la prevención de infecciones. Los pacientes inmunodeprimidos o en diálisis deben estar protegidos del contacto con pacientes infectados. Esto puede implicar el establecimiento de circuitos específicos para evitar la fecundación cruzada, la organización de la atención a estos pacientes en horarios específicos o la reserva de salas de tratamiento específicas para ellos.

Los cuidadores que atienden a estos pacientes deben **desplegarse en consecuencia**, asegurándose de que no pasan de un paciente con riesgo de infección a otro vulnerable sin seguir protocolos de higiene estrictos. Los centros pueden introducir **zonas tampón**, donde el personal se lave las manos, se cambie de ropa o utilice EPI antes de entrar en las unidades de riesgo.

Vigilancia epidemiológica y formación continua

Un elemento clave de la gestión del riesgo infeccioso es **la vigilancia epidemiológica**, que permite detectar precozmente cualquier indicio de epidemia o de aumento del número de casos de infección en un centro. Los equipos sanitarios deben estar formados para notificar **los casos sospechosos** o confirmados de infección, ya sea nosocomial o adquirida en la comunidad. Los protocolos de **notificación** a las autoridades sanitarias permiten seguir la evolución de las infecciones y ajustar en consecuencia las medidas preventivas.

Además, la **formación continua** del personal sanitario es esencial para garantizar una gestión adecuada de los riesgos infecciosos. El personal sanitario debe recibir formación periódica sobre los nuevos protocolos de desinfección, esterilización, aislamiento y gestión de pacientes infectados. Se pueden llevar a cabo auditorías periódicas para garantizar que se siguen las buenas prácticas e identificar las áreas susceptibles de mejora.

- **Seguridad del personal y de los pacientes**: Prevención de riesgos asociados a los movimientos y traslados de pacientes.

La prevención de los riesgos asociados a los **movimientos y traslados de los pacientes** es una cuestión importante en la asistencia sanitaria, tanto para la seguridad de los pacientes como de los cuidadores. Los pacientes, sobre todo los que padecen enfermedades crónicas, los ancianos y los encamados, son especialmente vulnerables a los accidentes durante los traslados, ya se trate de movimientos en la cama, transferencias de la cama a una silla o ayuda para caminar. Una mala transferencia puede provocar caídas, fracturas o lesiones musculares, mientras que para los cuidadores, una mala postura al mover o levantar a un paciente puede provocar trastornos musculoesqueléticos. La aplicación de **protocolos de traslado adecuados** y el uso de técnicas seguras pueden ayudar a prevenir estos riesgos y garantizar un entorno asistencial más seguro para todos.

Evaluación de las habilidades motoras del paciente

Antes de proceder a cualquier movimiento o traslado, es esencial evaluar con precisión las **capacidades motoras** del paciente. Cada paciente tiene diferentes niveles de movilidad y fuerza, y esta evaluación ayuda a determinar el tipo de asistencia necesaria y el grado de independencia que el paciente puede conservar. Esta evaluación tiene en cuenta una serie de factores:

- **Fuerza muscular**: ¿Puede ponerse de pie sin ayuda? ¿Tiene suficiente fuerza en las extremidades inferiores para soportar su peso cuando está de pie?
- **Equilibrio**: ¿Puede mantenerse erguido sin volcarse? Puede mantener el equilibrio cuando se sienta o se desplaza?
- **Coordinación**: ¿Es capaz de coordinar sus movimientos para caminar o girar?
- **Dolor**: ¿Sufre algún dolor que pueda limitar sus movimientos o dificultar su traslado?

Una vez realizada esta evaluación, el cuidador puede determinar si el paciente puede participar activamente en la transferencia o si necesita asistencia completa. Por ejemplo, un paciente con debilidad generalizada o una pérdida significativa de equilibrio a menudo requerirá el uso de **ayudas técnicas** para las transferencias, como una grúa o un cinturón de transferencia.

Utilización de ayudas técnicas para garantizar transferencias seguras

Las ayudas técnicas son herramientas esenciales para hacer más seguros los traslados y movimientos de los pacientes. Limitan el riesgo de caídas y protegen a los cuidadores de lesiones causadas por esfuerzos excesivos o posturas inadecuadas. Se suelen utilizar varios dispositivos, en función de las necesidades específicas de los pacientes:

- **Grúa de pacientes**: es uno de los equipos más utilizados para pacientes totalmente dependientes o incapaces de moverse por sí mismos. Las grúas permiten elevar a una persona de la cama a la silla o viceversa, limitando el esfuerzo físico de los cuidadores. Existen grúas fijas y móviles, que pueden utilizarse directamente junto a la cama del paciente o en otras partes del hospital.

- **Cinturones** de transferencia: Para los pacientes que pueden participar parcialmente en su transferencia, los cinturones de transferencia proporcionan un apoyo seguro. Permiten a los cuidadores sujetar al paciente por la cintura o las caderas durante una transferencia de sentado a de pie o un desplazamiento corto. Aumentan la estabilidad del paciente al tiempo que proporcionan un punto de apoyo seguro para los cuidadores.

- **Andadores o bastones**: Estos dispositivos permiten a los pacientes con dificultades para caminar desplazarse con mayor independencia, al tiempo que reducen el riesgo de caídas. La elección entre un andador, un bastón trípode o un bastón convencional depende del grado de apoyo que necesite el paciente.

- **Tabla** de transferencia: utilizada para pacientes que no pueden mantenerse de pie, la tabla de transferencia permite trasladar a un paciente de la cama a una silla de ruedas u otro soporte sin tener que levantarlo por completo. Este dispositivo es especialmente útil para pacientes cuya movilidad es muy limitada, pero que necesitan ser trasladados con frecuencia.

El uso de estas ayudas técnicas debe ir acompañado de **una formación adecuada** de los cuidadores. La manipulación incorrecta de estos equipos puede provocar accidentes, por lo que es esencial que el personal médico reciba formación sobre buenas prácticas y técnicas de elevación adecuadas.

Técnicas de transferencia manual y posturas adaptadas

Para los pacientes que pueden participar parcialmente en su traslado, o cuando no es necesario el uso de una grúa, los cuidadores deben conocer y aplicar **técnicas de traslado manual** seguras. Estas técnicas se basan en los principios de la **biomecánica** y las **posturas adaptadas**, cuyo objetivo es reducir el esfuerzo físico que deben realizar los cuidadores y, al mismo tiempo, garantizar una transferencia suave y segura para el paciente.

- **Principio del centro** de **gravedad**: Durante un traslado manual, los cuidadores deben mantener el centro de gravedad bajo y cerca del paciente. Esto minimiza la tensión sobre los músculos de la espalda y las extremidades inferiores, reduciendo el riesgo de lesiones. Se recomienda utilizar las piernas para levantar o guiar al paciente en lugar de forzar la espalda.

- **Posición de los pies**: El cuidador debe adoptar una **postura estable**, con los pies separados a la anchura de las caderas, para distribuir el peso de forma más uniforme y garantizar una buena estabilidad. La transferencia se realiza doblando las rodillas, manteniendo la espalda recta y utilizando la fuerza de las piernas para levantar o sostener al paciente. Esta postura ayuda a evitar la torsión de la espalda, causa frecuente de lesiones en los cuidadores.

- **Elevación sincronizada**: Cuando hay varios cuidadores implicados en un traslado, es esencial **coordinar los**

movimientos. Contar en voz alta antes de levantar o mover a un paciente ayuda a que todos actúen al mismo tiempo, lo que garantiza un traslado más fluido y reduce el riesgo de accidentes.

- **Fomentar la participación del paciente**: incluso los pacientes parcialmente dependientes pueden contribuir a menudo al traslado, lo que facilita el proceso y aumenta su autonomía. Los cuidadores deben explicar claramente al paciente cada paso del traslado y animarle a utilizar los brazos, las piernas o el tronco para apoyar el movimiento. Esto también puede ayudar a aumentar la confianza del paciente en sus capacidades físicas.

Prevención de caídas: desplazamientos más seguros

Las caídas son uno de los principales riesgos asociados a los traslados y movimientos de los pacientes, sobre todo en el caso de las personas mayores o los pacientes que sufren debilidad muscular o problemas de equilibrio. Para prevenir estos accidentes, hay que poner en marcha una serie de medidas a distintos niveles:

- **Disposición del entorno**: Es esencial garantizar que el espacio alrededor del paciente esté despejado y sea seguro. Deben eliminarse obstáculos como alfombras, cables eléctricos o muebles voluminosos, y debe haber iluminación suficiente para evitar que el paciente tropiece o resbale. En los cuartos de baño pueden instalarse **pasamanos** y alfombrillas antideslizantes para que los desplazamientos sean más seguros.

- **Calzado adecuado**: Los pacientes deben llevar **zapatos o zapatillas adecuados** con un buen agarre al suelo para evitar resbalones. Deben evitarse las zapatillas abiertas o las medias resbaladizas, ya que aumentan considerablemente el riesgo de caídas.

- **Ayudas para caminar**: los pacientes con movilidad reducida necesitan **ayudas para caminar** (como bastones o andadores) que les ayuden a desplazarse. Estos dispositivos proporcionan estabilidad adicional y reducen la presión sobre las articulaciones y los músculos debilitados.

- **Vigilancia y asistencia**: Los cuidadores deben estar siempre **presentes y atentos** cuando muevan o trasladen a pacientes de riesgo. Deben permanecer cerca del paciente, preparados para intervenir en caso de desequilibrio o caída inminentes. En algunos casos, puede ser necesario prestar asistencia continua a pacientes muy frágiles, sobre todo cuando se desplazan en distancias cortas.

Formación continua para cuidadores: garantizar la seguridad

La **formación continua de los cuidadores** es esencial para prevenir los riesgos asociados a los movimientos y transferencias de los pacientes. Esta formación debe incluir tanto conocimientos teóricos sobre los principios de la biomecánica y la seguridad, como ejercicios prácticos periódicos para garantizar que los cuidadores dominan las técnicas de transferencia y el uso de ayudas técnicas.

Los centros sanitarios también deben establecer **auditorías periódicas** para evaluar la calidad de las prácticas de traslado y detectar cualquier incumplimiento de los protocolos de seguridad. Se pueden organizar talleres de simulación o cursos de formación específicos para los cuidadores, con el fin de que perfeccionen sus habilidades y trabajen en equipo de forma sincronizada.

Conclusión

El auxiliar de enfermería, pilar de la nefrología moderna

- **El corazón de la profesión: cuidados, humanidad y conocimientos técnicos**: combinar la ciencia de los cuidados con el apoyo humano.

La profesión de cuidador está profundamente arraigada en una dualidad que combina **la ciencia de los cuidados** y el **apoyo humano**. A la vez técnico sanitario y guardián de la humanidad, el cuidador debe combinar estas dos dimensiones para ofrecer una atención integral, que no se limita a la gestión clínica, sino que también abarca la escucha, la compasión y la comprensión de las necesidades emocionales de los pacientes. Este doble papel se demuestra cada día en la práctica profesional, donde el carácter técnico de los cuidados va acompañado de una atención constante a la persona, su experiencia y su dignidad.

El aspecto científico: los conocimientos técnicos al servicio de la asistencia

El **corazón de la asistencia sanitaria** reside en unas sólidas competencias técnicas y en el dominio de la ciencia médica. En un entorno sanitario cada vez más complejo y tecnológicamente avanzado, los cuidadores deben tener un conocimiento profundo de las patologías, los tratamientos y los procedimientos médicos. La ciencia de la asistencia implica saber utilizar e interpretar las tecnologías médicas más avanzadas, garantizar intervenciones rápidas y precisas y ajustar la asistencia en función de los cambios en el estado del paciente.

Por ejemplo, cuando se atiende a pacientes en diálisis, el uso de dispositivos como las máquinas de diálisis o la monitorización de los accesos vasculares requiere un alto grado de conocimientos técnicos. Los cuidadores deben dominar a la perfección estas herramientas para garantizar la seguridad del paciente, prevenir complicaciones y asegurar la eficacia del tratamiento. Esto incluye la monitorización continua de **las constantes vitales**, el ajuste de los parámetros de diálisis, el manejo de sofisticados equipos médicos y la interpretación de los resultados de las pruebas. Cada procedimiento técnico debe ser preciso, medido y basado en un profundo conocimiento científico del cuerpo humano y de las patologías que se tratan.

El papel de los cuidadores no se limita a la aplicación de gestos técnicos; también deben comprender y seguir rigurosos **protocolos médicos**, al tiempo que se mantienen al día de los avances terapéuticos. La constante evolución de los tratamientos, las recomendaciones de buenas prácticas y las tecnologías médicas obligan a los profesionales sanitarios a mantenerse al día de los últimos avances. Sus conocimientos técnicos son, por tanto, una garantía de seguridad para los pacientes, que pueden contar con una asistencia de alta calidad, adaptada a sus necesidades y conforme a las normas médicas vigentes.

Apoyo humano: escucha constante y empatía

Sin embargo, la asistencia no puede reducirse a una simple dimensión técnica. Las competencias técnicas, aunque esenciales, deben ir siempre acompañadas de una **dimensión humana** basada en la empatía, la escucha y la consideración de la persona en su totalidad. El cuidador está en el centro de la relación paciente-cuidador, y es esta relación, basada en la confianza, la que contribuye a dar sentido a los actos técnicos y a hacer más soportable para el paciente la experiencia de los cuidados.

El apoyo humano implica **una escucha activa**, en la que el cuidador está atento a las preocupaciones, ansiedades y expectativas del paciente. El objetivo es tener en cuenta no sólo los síntomas físicos, sino también las **emociones** que acompañan a la enfermedad. Un paciente que se enfrenta a una enfermedad grave, como la insuficiencia renal o el cáncer, suele pasar por periodos de duda, miedo e incluso depresión. Estando presente, escuchando sin juzgar y ofreciendo palabras de consuelo, el cuidador desempeña un papel vital para ayudar al paciente a superar estos momentos difíciles.

La empatía es una de las cualidades esenciales de un cuidador. Nos permite ponernos en el lugar del paciente, comprender cómo se siente y adaptar los cuidados a su estado emocional. Por ejemplo, un paciente ansioso antes de una intervención quirúrgica o de una sesión de diálisis se beneficiará no sólo de explicaciones técnicas sobre cómo se va a llevar a cabo el tratamiento, sino también de un apoyo emocional que disipe sus temores. Esto puede implicar gestos sencillos, como coger al paciente de la mano, responder a sus preguntas de forma tranquilizadora o explicarle cada etapa del tratamiento para reducir su sensación de perder el control.

Este apoyo humano no se limita al paciente, sino que a menudo se extiende a su **familia**, que también atraviesa un periodo de incertidumbre y estrés. El cuidador se convierte entonces en un contacto clave para los familiares, explicándoles claramente la situación médica, respondiendo a sus preguntas y tranquilizándoles sobre la calidad de los cuidados prestados. La capacidad de gestionar las emociones de las familias, manteniendo al mismo tiempo un enfoque profesional, es un aspecto fundamental del papel del cuidador.

Combinar conocimientos técnicos y humanidad: un enfoque integrado de la asistencia

Uno de los grandes puntos fuertes de la profesión enfermera reside en su capacidad para **combinar** el aspecto técnico de los cuidados con el apoyo humano. Las competencias técnicas y la empatía no se oponen, sino que se complementan para ofrecer una atención integral, en la que el cuerpo y la mente del paciente se consideran inseparablemente. En esta combinación reside la esencia de los cuidados, donde cada gesto técnico va acompañado de una atención especial a la persona.

Los cuidados paliativos ilustran perfectamente esta **doble dimensión**. En este enfoque del final de la vida, el objetivo principal ya no es la recuperación, sino el confort y la calidad de vida. Los cuidados técnicos, como controlar el dolor, vigilar los síntomas o ajustar los tratamientos, son esenciales para aliviar el sufrimiento físico. Pero son también los aspectos humanos de los cuidados -estar presente, escuchar, acompañar a las personas en sus últimos momentos- los que marcan la diferencia. Aquí, el cuidador se convierte en un **guía**, capaz de mantener un sutil equilibrio entre las intervenciones médicas y el respeto por las necesidades emocionales y espirituales del paciente.

Otro ejemplo es el **cuidado de pacientes crónicos**, como los que padecen insuficiencia renal y requieren diálisis periódicas. Los cuidados técnicos necesarios son innegables: hay que dominar las máquinas, controlar las constantes vitales y ajustar los parámetros del tratamiento. Pero estos pacientes, a menudo agotados por años de tratamiento, también necesitan un apoyo emocional constante. Al proporcionar cuidados técnicos y mantener al mismo tiempo una relación de confianza y apoyo con el paciente, el cuidador se convierte en una pieza clave para mantener su bienestar general.

La dimensión ética: respetar la dignidad y la autonomía de los pacientes

Por último, combinar conocimientos técnicos y humanidad también significa tener en cuenta la **dimensión ética** de la asistencia. Cada paciente es un individuo único, con sus propios valores, creencias y preferencias. Los cuidadores deben velar siempre por que se respeten estos aspectos, incluso en situaciones médicas complejas. Esto significa no sólo prestar una asistencia de alta calidad, sino también **respetar la dignidad** de los pacientes, darles la información que necesitan para participar en las decisiones sobre su salud y respetar sus elecciones, incluso cuando difieren de las recomendaciones médicas.

El respeto de la **autonomía** del paciente es otro aspecto fundamental de esta ética. Los pacientes deben recibir información transparente sobre su estado de salud y los posibles tratamientos, para que puedan tomar decisiones informadas sobre su asistencia. Esta transparencia, unida a una relación de confianza con el cuidador, permite al paciente sentirse plenamente implicado en sus cuidados, lo que es esencial si quiere mantener su dignidad y bienestar, incluso ante una enfermedad grave.

- **El futuro de la atención nefrológica**: prácticas cambiantes y nuevas tecnologías en el horizonte.

El **futuro de la asistencia nefrológica** se presenta prometedor, marcado por la evolución de las prácticas médicas y la integración de nuevas tecnologías que están transformando gradualmente la forma de diagnosticar, tratar y vigilar las enfermedades renales. Estos avances pretenden mejorar la calidad de vida de los pacientes, ofrecer tratamientos más personalizados y ampliar los límites de la asistencia actual. La nefrología, que ya es una disciplina muy tecnificada con tratamientos como la diálisis y los trasplantes renales, se prepara para un futuro en el que la asistencia estará más conectada, será más eficaz y, sobre todo, estará más centrada en el paciente.

Hacia una nefrología más preventiva y personalizada

Uno de los principales avances que se vislumbran en el horizonte es el paso a **una medicina más preventiva**, en la que el objetivo ya no es simplemente tratar la enfermedad renal avanzada, sino **prevenir su aparición o progresión**. Este enfoque ha sido posible gracias a los avances en la detección precoz de la enfermedad renal, sobre todo mediante el uso de **biomarcadores** y técnicas de imagen cada vez más sofisticadas. Estas herramientas permiten identificar signos de daño renal incluso antes de que aparezcan los síntomas clínicos, allanando el camino para tratamientos más tempranos y potencialmente más eficaces.

La nefrología del mañana también se caracterizará por la **medicina personalizada**, con tratamientos adaptados a las características individuales de cada paciente. El análisis genómico y las tecnologías **de medicina de** precisión **desempeñarán** un papel fundamental en esta evolución. La identificación de perfiles genéticos específicos permitirá determinar qué pacientes tienen más riesgo de desarrollar determinadas enfermedades renales, como la poliquistosis renal, o evaluar la respuesta individual a los tratamientos. De este modo, los nefrólogos podrán ajustar los cuidados en función del perfil genético del paciente, limitando así los efectos secundarios y maximizando la eficacia de los tratamientos.

Las herramientas de inteligencia artificial (IA) también están empezando a transformar la nefrología. La IA puede analizar enormes cantidades de datos procedentes de historiales médicos, resultados de laboratorio e imágenes para predecir la progresión de la enfermedad renal o detectar complicaciones tempranas. Los algoritmos pueden ofrecer recomendaciones de tratamiento o ayudar a los nefrólogos a ajustar las dosis de los fármacos en función de cambios sutiles en el estado de salud del paciente. Estos avances permitirán **personalizar los tratamientos** de forma mucho más refinada y dinámica, teniendo en cuenta la evolución constante de la enfermedad renal.

Diálisis conectada y tecnologías portátiles

La **diálisis**, actualmente uno de los tratamientos más gravosos y restrictivos para los pacientes con insuficiencia renal, está experimentando una revolución gracias a los avances tecnológicos. El futuro de la diálisis avanza hacia tratamientos más **autónomos, portátiles** y, sobre todo, mejor adaptados al estilo de vida de los pacientes.

Las máquinas de diálisis portátiles, aún en fase de desarrollo, prometen liberar a los pacientes de las limitaciones de las sesiones de diálisis en el centro. Estos aparatos permiten realizar la diálisis diaria en casa o incluso en movimiento, ofreciendo mayor **flexibilidad** y mayor comodidad. El objetivo es hacer la diálisis menos invasiva y más adaptada a la vida cotidiana de los pacientes, permitiéndoles seguir trabajando, viajando o participando en actividades sociales sin estar limitados por los rígidos horarios de las sesiones de diálisis en el centro. Estas máquinas portátiles utilizan tecnologías innovadoras para reducir el volumen de líquido necesario para la diálisis y hacer que el proceso sea menos engorroso.

Otro avance prometedor es la **hemodiálisis conectada**. Gracias a los sensores integrados en las máquinas de diálisis y los dispositivos portátiles, los cuidadores pueden controlar a distancia y en tiempo real los parámetros vitales y la calidad de la diálisis del paciente. Estos datos se transmiten a través de plataformas digitales a nefrólogos y enfermeros especializados, que pueden ajustar los parámetros del tratamiento en función del estado del paciente sin necesidad de que éste se desplace. Este tipo de seguimiento a distancia permite **tratar más rápidamente** cualquier complicación y adaptar mejor el tratamiento a las necesidades cotidianas del paciente.

Al mismo tiempo, la **diálisis automatizada a domicilio** (como la diálisis peritoneal automatizada) es cada vez más popular. Las nuevas tecnologías están simplificando los procesos y haciendo más accesible la diálisis nocturna, lo que permite tratar a los pacientes mientras duermen sin interrumpir su rutina diaria. Además, los sistemas inteligentes pueden controlar la calidad de la diálisis durante la noche y alertar automáticamente a los cuidadores si hay algún problema, lo que mejora la seguridad y la eficacia del tratamiento.

Bioingeniería y órganos artificiales: un futuro prometedor para los trasplantes de riñón

Hoy en día, **el trasplante de riñón** sigue siendo una de las mejores opciones de tratamiento para los pacientes con insuficiencia renal terminal, pero la escasez de órganos y las complicaciones asociadas a los tratamientos inmunosupresores plantean grandes retos. Sin embargo, la investigación en **bioingeniería** y **órganos artificiales** abre fascinantes perspectivas de futuro.

Uno de los avances más prometedores es el desarrollo de **biorreinas artificiales**, dispositivos implantables que podrían sustituir las funciones de riñones dañados sin necesidad de tratamientos inmunosupresores. Estas biorreinas, aún en fase experimental, combinan tecnologías de filtración y células renales artificiales para reproducir las funciones del riñón de filtrar toxinas, regular los electrolitos y mantener el equilibrio hídrico. Esta innovación podría revolucionar el tratamiento de la insuficiencia renal, ofreciendo una alternativa a los trasplantes y la diálisis, al tiempo que se limitan los efectos secundarios.

Al mismo tiempo, los avances en la **impresión de tejidos en 3D** sugieren la posibilidad de crear **órganos bioartificiales**, como riñones, a partir de las propias células del paciente. De este modo se eliminaría el riesgo de rechazo del órgano y la dependencia de tratamientos inmunosupresores, al tiempo que se paliaría la escasez crónica de riñones disponibles para trasplantes. La impresión en 3D permite recrear estructuras renales complejas, con células funcionales capaces de filtrar la sangre y regular los desechos metabólicos, aunque esta tecnología aún está en pañales.

El impacto de las tecnologías conectadas y la telemedicina

La **telemedicina** y las **tecnologías conectadas** desempeñarán un papel fundamental en el futuro de la atención nefrológica. Con el creciente número de pacientes que padecen enfermedades crónicas y la necesidad de un seguimiento periódico, las tecnologías sanitarias conectadas contribuirán a **aliviar la saturación de los centros asistenciales** al tiempo que garantizan un seguimiento continuo y personalizado.

Las aplicaciones móviles para controlar constantes vitales como la tensión arterial, el peso o los niveles de electrolitos permiten a los pacientes hacer un seguimiento de su salud en tiempo real y compartir estos datos directamente con su equipo médico. Esto permite una gestión más proactiva de la insuficiencia renal y la detección precoz de complicaciones. Estas herramientas también fomentan una mayor **autonomía entre los pacientes**, al implicarles activamente en la gestión de su propia salud. En caso de desequilibrio en las constantes vitales, los cuidadores pueden ser alertados automáticamente e intervenir antes de que la situación se deteriore.

La **telemedicina** permite a los nefrólogos realizar consultas a distancia, lo que resulta especialmente útil para los pacientes que viven en zonas rurales o tienen dificultades para desplazarse. Las consultas por videoconferencia, combinadas con los datos transmitidos por los dispositivos conectados, ofrecen un seguimiento ágil y personalizado, al tiempo que reducen la necesidad de desplazamientos frecuentes para las citas rutinarias. Este enfoque se está convirtiendo en esencial a medida que tratamos de maximizar los recursos al tiempo que mejoramos la calidad de la asistencia.

La aparición de bioterapias y tratamientos regenerativos

Otro campo en rápido crecimiento es el de **las bioterapias** y los **tratamientos regenerativos**. Las **células madre** y la terapia génica ofrecen perspectivas sin precedentes para el tratamiento de las enfermedades renales. La idea de poder regenerar el tejido renal dañado mediante células madre abre la vía a tratamientos que podrían **reparar los riñones**, en lugar de limitarse a compensar su fallo.

Se están estudiando terapias génicas para corregir las anomalías genéticas responsables de ciertas enfermedades renales hereditarias, como la poliquistosis renal. Estas terapias podrían permitir intervenir en una fase temprana de la enfermedad, ralentizando o impidiendo su progresión antes de que los riñones sufran daños graves.